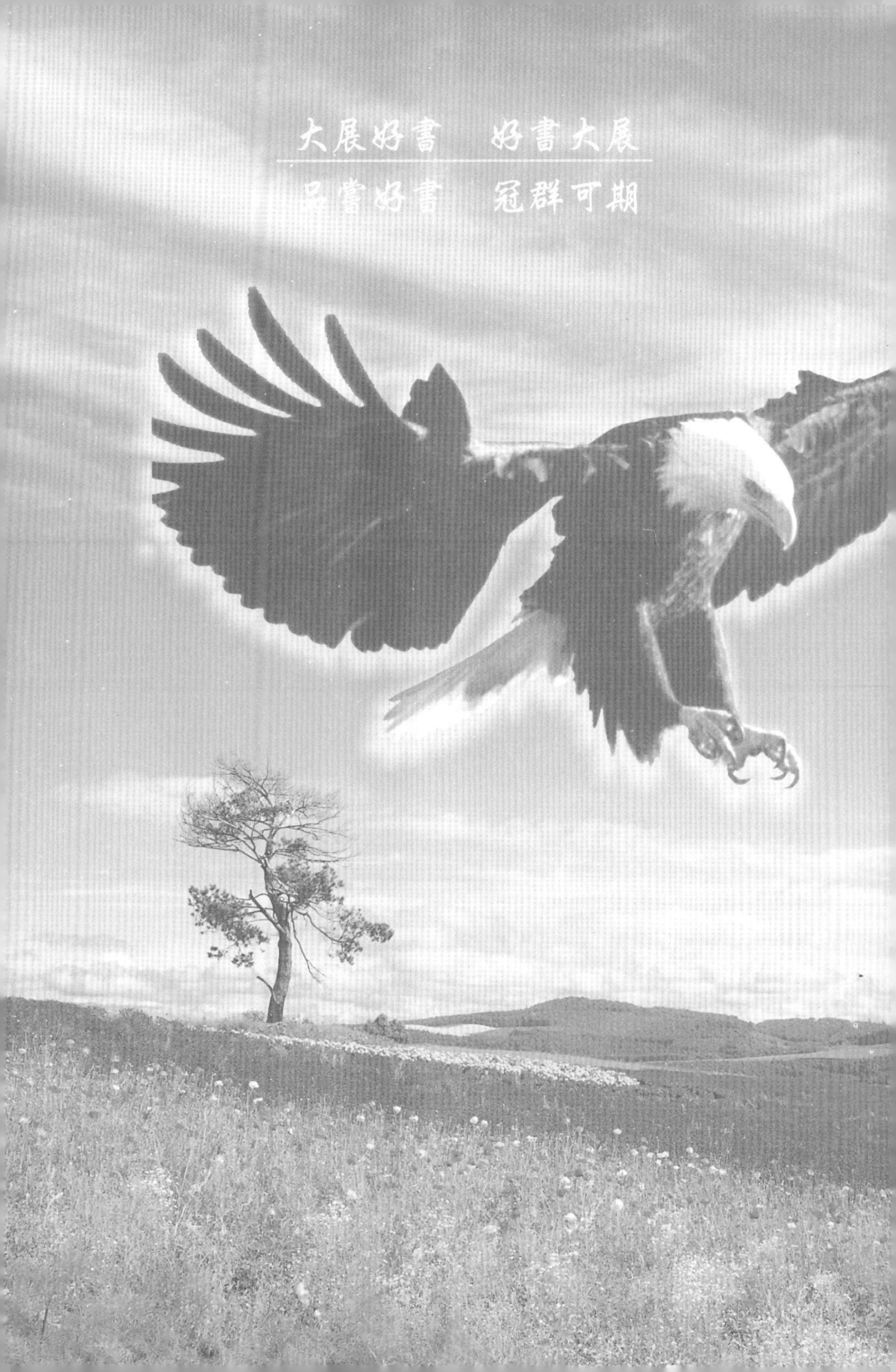

大展好書　好書大展
品嘗好書　冠群可期

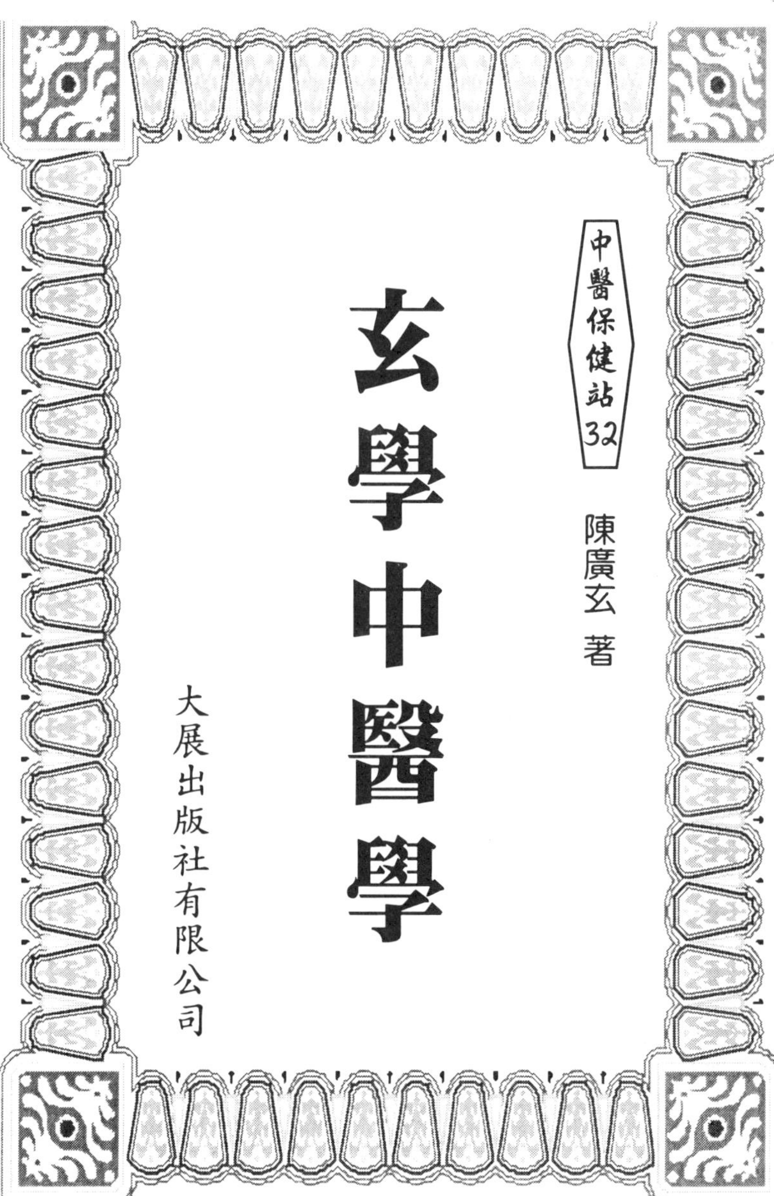

中醫保健站32

玄學中醫學

陳廣玄　著

大展出版社有限公司

國家圖書館出版品預行編目資料

玄學中醫學／陳廣玄著
－初版1刷－臺北市，大展，民99.09
面；21公分－（中醫保健站；32）
ISBN 978-957-468-781-7（平裝）
1.中醫理論　2.陰陽五行

413.15　　99019895

玄學中醫學

著　　者／陳　廣　玄
發 行 人／蔡　森　明
出 版 者／大展出版社有限公司
社　　址／台北市北投區（石牌）致遠一路2段12巷1號
電　　話／(02) 28236031・28236033・28233123
傳　　真／(02) 28272069
郵政劃撥／01669551
網　　址／www.dah-jaan.com.tw
E-mail／service@dah-jaan.com.tw
登 記 證／局版臺業字第2171號
承 印 者／傳興印刷有限公司
裝　　訂／建鑫裝訂有限公司
排 版 者／千兵企業有限公司
初版1刷／2010年（民99年）12月

定　價／350元

楔子

本篇所楬櫫的是已隱沒匿跡的「道術論」。學「道」是為了安身立命，學「術」是為了經世致用。二者乃一體兩面，不可偏廢。如今「道學」已逐漸荒蕪，而「術學」更是秘而不宣。

愚弟因學哲學起家，對道學與科學明判涇渭，在當今之醫界可謂獨樹一幟。有關中醫之論述更是全篇精采之所在。更盼望能對有興趣研究或求治中醫之讀者，指出一條明路，不致於誤入歧途而浪費時間與生命。或多少能對質疑「中醫之理論與價值」者釋惑。

二〇一〇／一〇／一〇　陳廣玄

目錄

方藥玨（方與藥合璧）

序　言

有一位霍姓朋友介紹史姓患者到我中醫診所來就診。這位患者得的是鼻咽癌；已發現約半年，目前正接受台中榮總醫院的放療與化療。剛好我這位霍姓同學以前也得過鼻咽癌，但很久以前就痊癒了。這位史姓患者也是因去請教霍先生如何治癒鼻咽癌而結識的，他們同在教育界服務。這時史先生正好很用心的在讀由梁士洪醫師著作的一本叫《癌能醫更能防》的書，他很在意書中以中醫的方法——「癌能醫，用金醫」的治療，於是請我把這本書研究研究，看看能否對他的治療有幫助。我花了兩夜的時間把書讀完了，發現有關中醫的部分，也是回歸傳統的精神，以陰陽五行的基本概念，加上「信息」啟發，來解釋中醫的理論。只不過他以玄學的四維思惟來超越科學的三維思惟，並以為最先進的物理學也玄學化了，來印證中醫理論的超科學。在這一點「玄學化」的中醫理論上深獲我心。因我最近也完成了《玄學中醫學》的著作，可謂「一拍即合」，很快的就有這一本《玄學中醫學》，即「道術論」的問世。

其實中醫與西醫在本質上最大的差異，有兩點：

（一）中醫以整體的「觀念」在治病，講求的是「天人合一」的思想，用的是「四兩撥千金」的方法；不像西醫頭痛醫頭，腳痛醫腳。中醫的思惟理路是哲學的，也就是玄學的。而西醫的思想來自科學。科學的認知對象是部分的，不能涉及「全體」。依梁士洪醫師在《癌能醫更能防》一書的觀點，認為即時性的三維思想，不能超越時間，即不能超越過去與未來。而中醫是四維思惟，是玄學思惟，不受時空的限制。

（二）西醫是一種科學。科學的本質來自「概念」。「概念」是抽象的，即一切個別事物的「共相」，也就是個別事物的「定義」。這個個別事物的「共相」只存在於人的「理智」中而已，實際上並不存在的。實際上存在的只有個別的、具體的事物而已！換句話說，實際上並沒有「概念」這個東西；「概念」只是理智思惟的對象而已！「概念」的性質是「普遍性」的，可普遍「指涉」每一個實際的個別事物。「概念」雖然可指涉每一個個體——這就是邏輯上的「外延」；但卻無法指涉每一個個體的「特殊相」。而概念的「共相」——也就是事物的定義，就是邏輯上的「內包」，可由理智推演其邏輯性，判斷事物的「對」與「錯」；這就是科學的「真」，也即是科學的唯一「價值」。由「概念」與「概念」的比較推演，可演繹為一則公式或一套定律；純粹的推演就是「數學」，數學是純粹抽象的。由於純粹抽象的數學之發達，才能帶領科學的進步。因此，科學的「真」是「普遍性」的，也就是獵取到了事物的「共相」而捨棄了個別事物的「特殊相」。

這N個個別事物的「特殊相」，是理智所無法獵取的。「特殊相」要靠前五識（即眼、耳、鼻、舌、身識）以「現量」認知。而第六識（意識）的個別認知是「直觀」，即「意像」；這也可取名為「觀念」。換句話說，「觀念」也是「個別的」，是「意識」的「現量」認知。這有別於「概念」是「意識」的「比量」認知。而恰恰是這一點個別具體事物的「特殊相」，是中醫所取用者。這也就是在本質上與西醫的最大差別；也是永遠也無法被「科學西醫」所取代的原因。

從這一點「特殊性」看，中醫就是一種「治病的藝術」，而不是「科學」。其研究與思惟是哲學性的、或玄學性的；其價值之所在是臻於「真、善、美」的藝術的。此故，傳統的中醫稱為「術」，屬「五術」之一；而「五術」又是源於「道」；此故，有「道術論」之問世。

舉一例來說：「茶杯」是一個「概念」。當「茶杯」成為理智中的認識對象時，只是一個抽象的「共相」而已。也就是茶杯之所以為茶杯的「定義」——這就是邏輯學上的「內包」。「茶杯」的定義我們可以解釋為「喝茶的杯子」；而「杯子」的定義更複雜了。我們可以定義為「用於盛流質飲料的容器」。這個定義並非百分之百的正確，其間尚有模糊的空間。當我們的理智捕捉到事物的「內包」而形成「概念」時，只是指涉到事物的「共相」而已，並沒有捕捉到事物的「全相」。而事物的「全相」，理智是無法捕捉到的。就如拿「杯子」來說，當「概念」指涉實際的杯子——即其「外延」時，只是捕捉到「杯子」的「共相」而已，並沒有捕捉到「杯子」的「全相」。但實際上每個事物都以「全相」存在著的。比如眼前實實在在的這一只杯子，它是「塑膠」做的（質）、它是圓形的（形）、它是白色的（色）、它很小（量）、它很輕（量）、它很薄

（狀）、它很耐用（值）、它很好用（值）、它很美觀（值）、它是愛人送給我的（價）……等等，這些構成茶杯「全相」的N種「特殊相」，是被排除在「概念」之外的。當「概念」指涉到其「外延」——即實際的事物時，就會產生「對」、「錯」的「判斷」問題。當這個「判斷」在理智上推演時，就有了邏輯的「對」與「錯」了。這邏輯的推演即是「數學的演算」。春秋戰國時的一個詭辯家公孫龍子，就是以「概念」的邏輯性，而推演出「白馬非馬」的名言。以邏輯的推演，我們也可以說「茶杯非杯」，這是沒有「錯」的，因「茶杯」與「杯子」的內包跟外延都格格不入。「茶杯」的「內包外延」「窄」，「杯子」的「內包外延」「寬」，說「茶杯非杯」是邏輯上的「對」，就如同說「1不等於2」的道理一樣，因「1」所指涉的「內包外延」「寬」，而「2」所指涉的「內包外延」「窄」。

事物要成為「概念」必須通過「智性」的「抽象」過程。因此，「智性」越發達，「抽象」的能力越好，所得的「概念」便越「清晰」；則「是非對錯的判斷」便越容易。小孩子智性尚未完全成長，故必須搬手指算蘋果。

科學的基點是「概念」，所獲得的是事物的「共相」；而「共相」有其邏輯的「普遍性」，這是科學的價值；但卻無法獲得事物的「全相」，這是科學之失。而恰恰是這一個「全相」——即萬事萬物的個別的「特殊相」，是為中醫所用者。萬事萬物的「全相」，即是實際存在的每一個個體，其表現是以N個「特殊相」表象來存在著的。而這N個「特殊相」正是中醫所用者。中醫通過玄學的「太極、陰陽、五行」這一套理論系統，將萬事萬物的N個「特殊相」，「化繁為簡」，然後「執簡馭繁」，使個個事物還原為個個本來的「全相」，即呈顯原來個個事物的N個「特殊相」。這就是中醫「治病的藝術」。

個個事物的N個「特殊相」，其實離不開「五行」屬類，而「五行」中本就含藏「陰、陽」二象，而「陰、陽」卻從「太極」而來，而「太極」又從「無極」而來。易經曰：「無極而太極」，又曰：「易有太極，是生兩儀，兩儀生四象，四象生八卦，八卦生六十四卦」。老子本易經曰：「道生一——太極；一生二——兩儀；二生三——四象；三生萬物」

（老子說生三是說生第三次的意思）。道即是易經的「無極」，無極是「形而上」的，屬「先天的—天地未判前之謂」，「太極」以下是「形而下」的，屬「後天的—天地已判後之謂」。「無極」是先天存在的「精神能量」，「太極」是「先天能量」轉化為「有形物質」的開始。故易經曰：「形而上者謂之道，形而下者謂之器」；這即是說有形的物質是由無形的精神所轉化的。易經以「形而上、形而下」來形容「道、器」，揭開了物質由能量轉換的秘密。如今科學亦已證明質量與能量可以互換。但科學比易經卻慢了五千年。不僅物質可以化為能量，就是能量亦可還原為「精神」；這就「神」了，也是科學所無能為力的。

梁士洪醫師在《癌能醫更能防》一書中提到「光」有「粒子」與「波動」的二相性；「粒子」是物質，「波動」接近「能量」；二者尚在「太極」以後的階段，不知尚有「無極而太極」的「而」階段。道家已將「而」階段分為「太易、太初、太始、太素、太極」五劫。這五個階段就是「先天的」，乃「神」蘊釀「精神能量」達一千兩百萬度以上而產生的一點物質——即「太極」的準備階段。「無極」就是「道」，是萬事萬物所演化的源頭與規律。無極演化為太極（物質之起點），太極演化為陰陽（起闔闢作用），陰陽兩氣，輕清者上升為天，重濁者下降為地；有天地而後有日月，有日月而後有萬物。萬物皆由陰陽二氣所化——故道德經曰：「萬物負陰而抱陽，沖氣以為和」。而陰陽二氣又是由「先天祖炁」——太極所化。而「先天祖炁」是由無形無象的「無極」所蘊釀的「精神能量」。萬事萬物的N個「特殊相」都具有「五行」的任一「相」，而「五行」又具有「陰陽」二相，「陰陽」又歸於一「太極」。由此可知物物有一「太極」。「一本散於萬殊」、「萬殊不離一本」，「一與多不即不離；不一不異」，這是玄學的精闢論述。易曰：「神無方而易無體」，又曰：「神者，妙萬物而為言也，不急而速，不行而至。」莊子曰：「至大無外，至小無內。」又曰：「天下莫大於秋毫之末，而泰山為小；莫壽於殤子，而彭祖為夭。天地與我並生，萬物與我為一。」這些話都是玄學的論述（命題），非科學所能問津。

著者前言與主要經歷

陳紹卿（陳廣玄）中醫師

（一）凡四篇，一以貫之；窮本溯源，自成完整體系。

（二）從源頭判別中西醫學之價值與界限，實乃學習中醫精髓之鑰。

（三）世人皆不識哲學與道學是根本，盡從科學著眼學習。一切醫學理論或醫政設施皆從科學觀點行事，中醫只是附屬或聊備而已！

（四）從本質上認識中醫之精神與價值，方不致於「妄自菲薄」！

，北京將出版「中華中醫人物志」之簡介文

,70第一屆中醫師特考及格。當時的試期趕巧排在本人就讀的輔仁大學哲學系畢業考後兩天。彼時正流傳著耳語：唸哲學畢業後就得失業。系裡也密傳著一則笑話：有位上屆畢業生，因找不到頭路，……那時圓山動物園剛死了一隻大猩猩——

牠是星期假日表演給小朋友看的主秀。少了牠，參觀者感覺遜色多了。園長蔡清枝出了個好點子，應徵了學長當替身，披了毛絨絨的黑猩猩皮囊，正表演的活靈活現，一不小心走到老虎欄邊，只聽老虎大嘯一聲，驚出了一身冷汗。還好，忽聽老虎輕聲細語：「老弟，不用怕，咱是台大哲學系畢業的。」

翌年，本人就回老家當「陳松骨科醫院院長」，算是解決了失業問題。81年北上開設「玄元中醫診所」。87——93年應聘為中和「慈濟中醫醫院醫療副院長」，專搞針灸治療。七年中用針計達三十幾萬人次。對「面癱」的下針，有獨到之處。01年榮獲全國十大傑出中醫師華佗獎。現為「松華堂傷科中醫診所」負責人。曾於員林社區大學開「五術與人生」講座。主要著作：「道術論」（含1、玄學中醫學。2、道學。3、命學解密。4、鸞門之道。5、無極內經詩箋。6、靈學真詮。7、雜論等。）

緒論

【律詩】

玄牝之門天地根　學而時習綿綿春
中庸大道明高極　醫者望聞問切尋
學也無涯勤是岸　非心非物唯誠存
科班博士等閒在　學問性情臻至純

所謂《玄學中醫學》者，乃以「玄學的方法」論述並應用中醫之學也。所謂「玄學的方法」乃特別拈出「玄學」一詞，以獨樹中醫原本即已具備的基本精神與價值者。其用意乃在區別所謂的「科學中醫」。西醫的進步是隨著科學而發展的。從科學的觀點看中醫，含有很多不夠科學標準的東西。一些有心研究中醫的學者，秉著科學精神與方法來探討中醫，於是有所謂「科學中醫」的說詞。其實以「科學方法」來研究中醫卻是死路一條。其原因是中醫是「非科學」的。以「科學方法」

研究中醫者，走的是西醫路線，其研究成果頂多是豐富西醫的內容與光彩而已，一點都與中醫的發展不相干。中醫的性質勿寧說是一種藝術，即是一種「治病」的藝術，是個別而具體的，非科學所能問津。研究中醫的方法是哲學性質的，科學的方法僅能提供參考而已！

中國古代的哲學稱為「玄學」。如魏晉南北朝時期的人，將研究「道德經、莊子、易經」稱為「三玄」。此故我們以論述傳統的中醫學，稱呼為《玄學中醫學》。

哲學所探究的內容主要為本體論、知識論、價值論；這些探究的內容正好與中醫的原理相一致。就拿本體論來說，中醫的原理如太極、陰陽、五行、八卦、干支等，是以「全體宇宙」為對象，屬本體論探討的範疇，非科學的研究對象。科學是分門別類，只探討「部分」的對象，不能論及「宇宙全體」。在知識論方面，科學以「理智」為工具，而「理智」只能認知「抽象」的概念。理智所認知的「概念」是抽象的，不能涉及具體的個別事物。「概念」是「普遍性」的，具有「邏輯」的正誤判斷，可以數值化。純粹的數值化是「數學」，數學是高等科學。這是科學的價值與界線。換句話說，科學只能把握理解「宇宙萬物」的「普遍性」，不能抓住

「宇宙萬物」的個別的，具體的「特殊性」。而恰恰是這一點「特殊性」是中醫所用而獨具者。從這裡起中西醫便「分道揚鑣」；兩種「治病」的方法，各行其是，風馬牛不相及！服膺西醫的人往往詬病中醫「不科學」，這也是正確的，因中醫本就是「非科學」。學習中醫自認為很「科學」的，其實不懂中醫，他是在學習西醫。

佛法將知識分類為「現量」、「比量」、「聖言量」、「非量」四種。「現量」是前五識（眼、耳、鼻、舌、身識）與證果所得，是真實存在者。「比量」即是「概念／推論」知識，乃由人的理智所得，是虛妄不實的，只存在於「理智」中而已。「聖言量」即「真知灼見」的過來人所傳授者。「非量」是錯誤的知識。科學知識屬「比量」知識，是「意識」所操控者。中醫的所用，個別具體事物的「特殊性」是屬「現量」認知。從「認識論」的觀點亦可判別中西醫學迥然相異。

從「價值論」面向來說，科學只管相對「真」理一事，其價值是以正確的「真理」為依歸。而中醫是一種藝術，講求的是「真、善、美」兼顧。一次「神乎其技」的「辨證論治」，已達藝術最高境界。此故中國歷代多出「神醫」。

中醫概説

【律詩】

玉律金繩醫典真　清心寡慾可榮身
天時地利人和應　醫者望聞問切循
院卦聖神工巧匾　錢銀不便濟施貧
保生先治未曾病　降筆題詩養命箴

【七言詩】題目：二八脈象歌

浮沉遲數濇滑促　虛實短長微洪結
緊緩孔弦牢革代　弱濡散細動伏絕

【七言詩】題目：二八星宿歌

角亢氐房心尾箕　斗牛女虛危室壁
奎婁胃昴畢觜參　井鬼柳星張翼軫

【話】

中醫乃中國傳統五術之一——醫。術者，通於道；而最能體現道者，乃醫術也。古之精於醫者，必進而修道至於神仙之境也。吾人若對醫之理有所認識，乃養身保命之重要課題。古之醫典曰：「上醫治未病」，乃強調養生之重要也。

人為三才（天、地、人）之一，頂天立地，圓顱方趾，故與天圓地方相像也。人身為一小天地，處處與大宇宙相應。人之發病，外因「風、寒、暑、濕、燥、火」六邪所侵。所謂「邪」者，四時不正之氣也；乃非其時而至之氣，又稱「六淫」。六邪之侵入，所反應於機體之病症，各不相同也。而邪之傳入人體之六經，又各會轉生不同之病變。此即醫聖張仲景所著，六邪傳變六經之經典巨著《傷寒論》也。

內因「喜、怒、哀、樂、悲、思、恐」七情所擾。如怒則傷肝，哀則傷心，思則傷脾，悲則傷肺，恐則傷腎。若「不內外因」者，跌打損傷，蟲獸咬傷，燒燙傷等。人之發病，不外此三因；若能外摒「六邪」，內安「七情」，小心蟲咬損傷，則病將安致？

既已發病，則陰陽失調，五氣不順。苟能自調陰陽，平順五氣，則病可不藥而癒也。內經曰：「陰平陽秘，精神乃治。」此之謂也。

七言詩之二八脈象，乃上應二八星宿，于四診中屬切脈之學，排在四診之末也。內經曰：「望而知之謂之神，聞而知之謂之聖，問而知之謂之工，切而知之謂之巧。」切脈乃醫者所必備之「巧」技，如今亦隱而不彰也。五術之醫術，乃「道」之最具體表現者，其精神價值之所在，非今之「科學醫術」所能含蓋。但此理隱而不見，非一言兩語所能述說清楚。容後另有醫界高明議論。

中藥草之奧秘

【律詩】

五行生剋一元功　鶴算龜齡長氣通
山勝谷殊奇草現　神丹煉就回春隆
農耕五穀秋收後　大地歸藏孕育重
帝力何干休作事　到朝日暮自由工

【七言詩】

神仙處處行方便　農作豐收歡樂天
炎焰文明人類力　帝工創造福連綿

【話】

中醫乃中國傳統「五術」之一。五術即：「山醫命卜相」也。術者，原本於道，亦通於道也。在五術之中，醫術最能體現道之運作也；而在醫術之領域中，藥草之認識，最能體現道之發明也。在醫術之四大部門：理、法、方、藥；藥之研究，雖排在最後，但卻是最直接與治病發生關係者。故對藥草認識之精準與否，乃「人命關天」之最前線事也。學醫者可不慎哉？

何謂藥？藥乃相對於病而言。所謂「應病予藥」也。若無病，則不用藥矣！而病之形成，在機體上可最明顯辨識者，乃陰陽失去平衡；或偏陰偏陽，或太過不及。故若能調和陰陽，補偏救弊，即可癒病。

內經曰：「陰平陽秘，精神乃治。」意謂只要陰陽調平，病變可歸正常也。而能調陰陽之「偏」者，乃取藥之「偏性」也。用藥之法則，所謂「寒者熱之，熱者寒之。」「陰病用陽藥，陽病用陰藥。」又曰：「虛者補之，實者瀉之。」「實者瀉其子，虛者補其母。」所謂「寒」者，寒症也；「熱之」者，用熱藥也。「實者瀉其子」者，如腎火旺，可用瀉肝火之藥，以平熄之。「虛者補其母」者，如肺癆病可補脾胃土以營養救濟之。前二者之五行乃瀉木火以熄腎水之火；補脾胃土以滋潤肺金也。故用藥之總原則，乃取各個藥草之「特殊性」而用之。

而藥之偏性，可從「性味」上認知。性可分為：寒、熱、溫、涼、平淡等。味者有五：酸、苦、甘、辛、鹹。而藥之性味，皆可從其稟氣認知。所謂「稟氣」者，乃稟於其所特殊而得者。故可直接從其生長之方位、時節、地理環境，氣候土壤等因素而辨認之。而藥之直接呈現者，如形、色、氣、味、質感、堅、韌、燥、潤等，皆可以眼、耳、鼻、舌、身等識識之也。此屬前五識「現量」認知者，為最真實而具體之存在也。非如科學知識之「比量」認知，純屬抽象「概念」之存在，乃虛妄不實者。

藥之屬性，有其稟氣之原因也。其具體而顯著者，可以「五行」而概括之。五行者：木曰曲直，火曰炎上，土曰稼穡，金曰從革，水曰潤下；乃言其屬性也。而五行又可約判為「陰陽」兩儀。兩儀歸於一太極。溯其源，則天地萬物本為一氣所化生。易經曰：「一陰一陽之謂道，所以繼之者，善也；成之者，性也。」此萬物所由生之道也，即其所必須要遵行之路也。詩經曰：「天生蒸民，有物有則。」此體道之言也，亦即術可通於道之義也。

藥之屬性，可依陰陽五行而辨識之以取用也。例如：凡藥之色黃味甘者，乃秉土行之正色正味，其用則補中益氣也。舉三物來說：甘草、黃蓍、黃精。皆味甘色黃、故皆為補藥。而同中有異：

甘草質堅實，色濃黃，生黃土高原，具稟「土行」之中正純良者，乃補土、和中、解毒之典型藥物，有「國老」之稱。甘草乃較實心質密，故補脾胃，生肌肉，榮四肢。

黃蓍者，一根通於黃泉下，吸黃泉水氣以達苗葉。其質鬆空，以利行水氣；故其用專補人身之「衛氣」。「衛氣」者——人身油膜如網之佈線，乃三焦行網膜之氣也。可防禦外邪之入侵，增強抵抗力，調解體溫，適應寒熱。衛氣強者不易感冒；冬不畏寒，夏不怕熱。黃蓍乃氣分陽藥也，又兼溫補上升之力強，故陰虛體質，腎虛血壓高者，若無調配制化之藥，不宜服用。此乃根據藥之陰、陽屬性，而辨其「配伍、禁忌」也。

黃精者，質潤有汁，屬陰性藥，又屬塊根埋於地下，故其用可滋陰補腎。屬中、下焦或陰虛陽亢之症，黃精正適其用矣。

例二：凡藥之色黃味苦者，皆為瀉火寒涼藥也。舉四藥物來說：黃芩、黃連、黃柏、大黃。何以色黃味苦反成瀉藥？其理乃因「苦」者，火行也；黃者土行。因火生土；火之質已轉化為土之黃，而表現於其色也。猶如火焚成灰燼而無焰也，故其勢利於退火。

黃芩者，枝性外達，介於根葉之中。木有升發條達之性，故黃芩瀉中焦肝膽脾胃之火。

黃連大苦入心，形狀也似心臟，故最能瀉心包火。

黃柏屬根，埋於地下，故專瀉腎火。腎火為相火，非君火；君火者，心火也。相火者，陰分之火也。故黃柏、知母乃瀉下焦陰分相火也。

大黃者，味兼鹹，又微潤；鹹可入血分，因血亦有鹹味。有滋潤者可行於液態之血、津等。故大黃最宜瀉血分火也。血乃附於氣，氣行則血行。若欲瀉血分之火，不如兼瀉氣分之火，可收加倍之功效。

芒硝者，色白帶鹹味苦，性寒，正是瀉氣分之火之不二上藥。肺主氣，故瀉氣分者，兼瀉肺也。大黃與芒硝因之而成藥之配伍之「相使」藥，可發揮壹加壹大於貳之效用。

易經曰：「方以類聚，物以群分。」又曰：「同聲相應，同氣相感。」正是體現藥物相互作用之最好證據。此故，學醫術者，處處可通於道也。

藥之揀擇，乃在發揮其個別所獨具之「特殊性」，取其不可代替之「偏」性，以造就其功勞也。故藥之培育、採收、炮製等過程，皆在促其凝聚其特具之「偏」性，並去其對人體不利之成分。吾人在藥舖上所看見之藥材，呈現五顏六色，奇形怪狀，氣味特殊，琳瑯滿目，正所以表現其各具之「特殊性」也。有如「李樹用東行根，側柏葉用西指。」東行者取木行為用。

李樹在春天開花，屬木之時節，乃木行之代表。側柏葉旺於秋天肅殺之氣，耐秋霜，故取西指葉以全金行。

有如果實類乃圓重而下沉，其性有下降之功用在；但「正中有奇」：蒼耳子屬子類，但有茸毛又輕揚，故其性反上升而清耳目。花類皆輕而外發，故其功效以上升輕散為所用，唯獨旋覆花，花成覆鐘，味兼淡鹹；故其作用反下降而順氣。味鹹形覆故下行，色白輕柔，故入肺理氣。凡入藥者必有其特殊性，能深入探討便能盡其性。舉一反三，觸類旁通，不勝枚舉。

論中醫之基本精神與價值

【律詩】

內傷外感病三因　經典研精榮養身
著作醫宗金鑑冊　述從上古論天真
岐黃稱謂美名世　伯叔夷齊清聖音
仙學鼎爐實體現　師承正脈德為親

【七言詩】

素味淡餐身泰榮　問渠何事急忙爭
靈台明鑑纖塵細　樞紐一心淨慾成

【話】

中醫乃中國傳統「五術」之一。稱中醫者，乃有別於西醫而言也。所言西醫者，乃近代科技文明所發展之醫術也。欲知中醫之精神價值，先須瞭解西醫之本質與界限。欲瞭解西醫之本質與界限，則瞭解科學之本質與界限即可。

所謂科學者，乃分科別類，對部分做更細微精準之研究也。有一句話說：「對極少的事物知道的極多。」就是指科學而言。其所憑藉之工具，乃人之理智思惟耳。既是科學者，則其所研究之對象，乃只是宇宙萬物之「部分」而已，不能涉及宇宙之「全體」也。

其所憑藉者既是理智思惟，則其可思惟之對象，乃只是「抽象」之概念與理則而已，不能涉及個別之「具體」事物也。由此兩點——「部分與抽象」乃可看出科學之本質與界限也。

宇宙萬物之整體謂之「大全」，此乃哲學研究之範疇也。非科學所能問津。莊子曰：「至大無外，至小無內。」易經曰：「形而上者謂之道，形而下者謂之器。」繫辭曰：「神也者，妙萬物而為言也；不疾而速，不行而至。」這些皆非科學之課題也。也皆非科學所能研究者。

有一句話說：「對極多的事物知道的極少。」就是指哲學而言。老子曰：「為學日益，為道日損。」為學指的是科學研究，為道指的是宇宙全體。科學之本質與價值，乃其有「普遍性」之正確也。在某一條件之下，有其因必有其果。由此「普遍性」乃可推演萬事萬物之準則定律。

科技之發達，乃依此「普遍性」之定律而來。故科學之正確邏輯，可因之而量化，以數據作為憑準也。但也正因有此「普遍性」之存在，而忽略了萬事萬物之「特殊性」矣！此萬事萬物之具體的，個別的「特殊性」，正是科學所遺漏者。也即是科學之失與界限也。

中醫之可貴者，恰恰與科學相反。中醫之基本精神與價值之所在，即在於：

（一）、其研究之對象乃及於宇宙之整體者，即宇宙之「大全」者。故其研究方法是哲學性質的。也可說是玄學、道學的。

（二）、其所取用於萬事萬物者，乃個別具體事物之「特殊性」。故其性質勿寧說是藝術的，而非科學的。中醫師之治病，更表現出是一種藝術，所謂「治病之妙，存乎一心。」者。古之神醫，能以「四兩撥千金」的方法，做一次臻於「真、善、美」境地，幾乎神乎其技的辨證施治。這即是中醫所特有的基本精神與價值也。

舉例來說。如水，在科學而言，其所研究涉及的，為氫2氧1（H_2O）之一「普遍性」結構。乃一抽象普遍正確之理則，為理智所能思惟之對象。在中醫而言，水乃五行之一。論水必須及於其他四行——木、火、土、金。而五行卻是宇宙之全體。為宇宙全體之五種元素，五種性能與五種作用。

總的來說，「水」一方面是擺在宇宙全體之某一定位來看；一方面又有千差萬別的個別的、具體的，具有「特殊性」的某一種水來取用。比如中藥有「陰陽水」、「百沸水」、「甘瀾水」、「午時水」、「井泉水」、「半天水」、「無根水」、「逆流迴瀾水」等等千差萬別。每一種水都具有其特殊性的功用。

拿前三種水來說明：

「陰陽水」乃一半冷一半熱的混合水。因陰陽互盪，故有「和中」、「解毒」的效用。

「百沸水」乃煮開過一百遍的水。因其煮開百遍，故具有「升而散」的性能。

「甘瀾水」乃用杓子杓了上萬遍的水。其性能變為「甘而輕」了。原來的水的性能乃定義為「鹹而重」的；其功用為「鹹以入腎」、「重以下流」的。如今「百沸水」變為「升而散」；故「升以上升、散以發散。」上升可以上頭目，發散可以透外表，達四肢。「甘瀾水」具有「甘而輕」的性能，故「甘以和中，輕可上輕竅。」

中醫之用藥類皆如是。乃取「特殊性」的性能來用，是最具體的，個別的，非如西醫之取科學之「普遍性」來用者。就如前三種水：「陰陽水、百沸水、甘瀾水」乃是個別的同一桶水，最具體實在的；若依西醫來說，同樣有H_2O的普遍結構。但依中醫來論，三種水各具有不同的功效，其運用之神妙，有不可勝數者。

本論

乾篇：精神與價值

（一）辨證施治

中醫的價值是建築在那一套觀察與體驗了人在自然界中生活的規律已達幾千年之久的整體理論上，所謂「天人合一」的思想系統。有了這一套思想系統，能夠巧妙的調理人在自然界生活中的不正常現象——所謂疾病者；能夠運用「天人合一」的理論，作最經濟有效的方法應付疾病；這一段工夫在中醫上叫做「辨證施治」；是必須結合理論與實際經驗的。

中醫在「辨證施治」的功夫上，已經累積了幾千年的經驗，可以說是相當豐富與寶貴的。而這些經驗，也無疑是運用前人的智慧，在中醫的理論系統中推演與實驗出來的。

學習中醫必須懂得這一套理論系統，才能發揮中醫的妙處；若只學到一些經驗與方法，或執定死方來用，那是會出亂子的；所謂「庸醫殺人」者，類皆如此。

（二）功參造化

說到中醫的理論系統，就必須牽涉到中國的文化精神。中國文化的基本精神與西洋是不一樣的。就拿中醫與西醫來說，走兩種不同的學術體系，涇渭分明，各有其獨立之境地：其研究方法與思想形式，亦迥異其趣。

簡單的說：西醫比附於近世科學文明而發展，其根本處是唯物的；其出發點是死的；其方法是實驗的。中醫比附於中國文化的「天人合一」的哲學思想，其根本處是證悟的，沒有心與物之別，形上形下打成一片；其出發點是活的；其方法是體驗的。

更具體的說：西醫是一件科學；中醫則是一件藝術。西醫在「真」字上拼命下工夫；成功的中醫，必須是「真、善、美」具足的，否則一無是處。

在中醫來說，一次成功的治療，應該是「真、善、美」具足的——所謂「功參造化」者。這正是中醫的優越處，也正好是西醫的弊病。其癒病的優點有三：

甲、從根拔起：

以回復人在自然界中的健康狀態。

乙、經濟簡便：

選擇最經濟的方法施治；所謂「四兩撥千斤」者。

丙、無副作用：

因是從「天人合一」的整體觀點來治療，故不致於破壞在整體中的部份。

（三）明判中西

有些中醫藥界，為了迎合一般人不敢吃中藥的心理，故意以「科學中醫」或「科學中藥」來標榜。

其實這是個很籠統而不切實際的名詞。

一般招牌上指的「科學中醫」、「科學中藥」是製藥廠用較新的儀器將中藥單味或成方製成粉末；所不同於老式的方法，只是煎煮其成分，再噴射成粉末而已；以此而名之曰「科學中醫」或「科學中藥」，並沒有什麼高明之處。

而有一些學者以化學方法研究中藥，將中藥分析化解成化學方程式。如此研究亦名之曰「科學化中醫中藥」。這是指研究上來說的。

這樣的「科學化中醫中藥」，我敢說是在扼殺中醫中藥；因為這種研究方法，在本質上已經變更了中醫中藥的精神。

前面我們已經說過「中醫的研究方法是體驗的，而不是實驗的；它的發展是比附於哲學的，不是比附於科學的」；執科學方法來研究中醫，徒見中醫是一堆僵化的「死物」而已。愈將其實驗分析，愈將其弄成支離破碎；便如把一件古色古香的藝術品，砸得稀爛一般。

能以體驗的方法來研究中醫，方能見出中醫的妙處。比方拿「水」來說，若以科學方法實驗，僅見其為「氫」與「氧」的化合物。若西藥之應用，必拿「氫」與「氧」的成分來用「水」；不管雨水也好，河水也好，井水、泉水也好，必將解析成「氫」與「氧」兩種成分為「水」的道理來應用。

但在中醫來說，不是拿水的成分結構來應用，而是直接截取一片「個體的水」的性能來應用；因此雨水有雨水的功用，河水有河水的功用，井水、泉水等各有其不同的功用。

在中藥中，有所謂「逆流迴瀾水」、「急流水」、「甘瀾水」、「井泉水」、「百沸水」、「陰陽水」、「臘雪水」、「地漿水」等等。同樣一桶水，將其瓢揚了一萬遍，就成了「甘瀾水」，將其煮開了一百遍，便成了「百沸水」；本來一桶水的水性是「鹹而重」的，經瓢揚了一萬遍，就變成「甘而輕」了，經煮開了一百遍，就變成「升而散」了；這「甘而輕」、「升而散」的性能，便是中醫用藥的依據。

前面我們說中醫是一種藝術，於此更可瞭解。

凡藝術必是個別的，整體的，而必不是普遍的，分離的；且必須加上藝術家的匠心與功力。

相反的，西醫必是科學的，而科學必是普遍的，分離的；如西醫用水，不管是河水、雨水等，必是分離成「氧」和「氫」的普遍的結構。

因此，嚴格的說來，「科學中醫」這是個不通的名詞，是違背中醫的基本精神的。

在整理中醫典籍方面，或製造中藥過程方面，應用廣義的科學方法來處理，而說「中醫科學化」，未可厚非；否則一無是處。

（四）神乎其技

我們知道中醫的根本處是哲學的，整體的，研究便應從中國哲學入手；這是因中醫體現了中國古代哲學的內容之故。

一方面我們也說中醫的方法是證悟的，體驗的，它的出發點是活的，這就有別於西醫的出發點是死的，方法是實驗的。

比如拿西醫來說，在生理解剖學上它是拿死人在實驗室上做解剖研究；而其實活人與死人的生理變化是相差很大的，且很多生理現象在屍體上根本就尋不著。比如在中醫有經絡運化學說，將人身分成十二經絡與奇經八脈，主宰著很重要的生理功能，而在西醫便因解剖屍體上見不著這些東西而陌視之。

在過去中國很特殊的醫學家，都多少與道家與養生家有關，他們能以坐功洞見五臟六腑並經脈的循行現象；這在醫學上是有很大價值的。因此研究中醫，應參究並實證道家或養生家的具體內容，以便時時提升與總結自己，使進入更高一層的境界，而獲得更高明的見解與技術。

談到如何研究中醫，附帶說明一點：往昔中醫最大的缺點便是沒有一套集體有效的學習方法，只靠個人的實際經驗與師徒口授心傳；如此上智者固不難獨探奧秘，中智以下者便死執秘訣而成庸醫。現今最需要一套完整的中醫教材與一套完善的學習方法；既不盲從西洋醫學之學法（研究之方法既異，學習之方法自有不同。）亦須打破傳統之私相授受。唯這不是靠個人的力量所能辦到的，而且也非博通中西各有關醫學方面的學問的通才才能勝任的。

（五）燮理陰陽　攢簇五行

「陰陽五行」正是我國古代的哲學思想。在三千多年前就被引用到中醫學上，而且與經驗互相結合，成為中醫的基本理論。

前面我們說中醫的可貴是建立在一套完整的思想上，而這一套完整的思想，即

「天人合一」的思想，也正是借著「陰陽五行」的架構來完成的。通過這一套架構，便能精密的說明人體的生理功能，疾病的發展規律，並指導臨床診斷與治療。換句話說：中醫的生理學、病理學、方劑學、藥物學、治療學，都是通過「陰陽五行」的架構來建立的；憑著「陰陽五行」的思想，便足於說明醫學上的一切問題。

因此，「陰陽五行」在中醫是相當重要的，能夠瞭解「陰陽五行」才能學好中醫，它是學習中醫的一把鑰匙；所以，我說學習中醫應從中國哲學入手，便是這個道理。

「陰陽」與「五行」可以合起來說，也可以分開來說。現在分開來說：

1. 陰陽

易曰：「易有太極，是生兩儀，兩儀生四象，四象生八卦。」兩儀即陰陽也。陰陽代表宇宙間對立的兩種現象，如白天去了夜間來，春夏去了，秋冬來；白天以陽來代表，晚上以陰來代表，春夏代表陽，秋冬代表陰；又如以天代表陽，以地代表陰；以火代表陽，以水代表陰等等。

從人體的結構和功能來說：外面是陽，內面是陰；上是陽，下是陰；背是陽，腹是陰；五臟是陰，六腑是陽；氣是陽，血是陰；功能是陽，物質是陰，興奮是陽，抑制是陰；動是陽，靜是陰；升是陽，降是陰。

但陰陽的代表是相對的，如胸與背較，胸是陰，背是陽；如以胸腹來論，胸在上為陽，腹在下為陰等。

因此，陰陽既可代表人體內外結構及功能之間的兩個對立面的名詞，並可用以說明它們之間對立統一的相互關係。其主要的規律有幾點可說：

甲、陰陽互根

「陰生於陽，陽生於陰」，「孤陰不生，獨陽不長。」如拿生理現象來說：功能是陽，物質基礎是陰；功能活動要靠物質作基礎，而物質的補充，也要靠功能來完成。這就是「陰陽互根」的道理。

乙、陰陽消長

「陰消陽長，陽消陰長」，陰陽雙方彼消此長，經常變動。

在人體來說，一方面消耗，一方面補充，在一定的範圍內是正常的，但如一方面「消」的太過或「長」得太過，就會發生病變。如陰虛（消得太過）會導致陽亢，陽虛會導致陰盛；反過來說，陰盛（長得太過）會導致陽虛，陽亢會導致陰虛。如外感發高熱過度（陽盛），會耗虧陰液，水份不足（陰虛），就是「陽盛陰虛」的例子。

丙、陰陽轉化

中醫借著陰陽的理論說「重陰必陽，重陽必陰。」就是說明陰陽雙方在一定的條件下，可以互相轉化，陰可以轉化為陽，陽可以轉化為陰。（內經曰：「地氣上升為雲；天氣下降為雨。」地氣屬陰，因太陽照射而變為雲，即陽；天氣屬陽，下降為雨，即陰——這就是陰陽轉化的道理。）

在臨床上常常可見由「表證」轉入「裡證」，由「實證」轉入「虛證」，由「熱證」轉入「寒證」。如風寒表證，不從汗解，可以化熱入裡；邪盛實證，若失治傷正，可轉為虛證；陽盛熱證，過用寒涼，可以變為寒證。這些都是陰陽互相轉化的例子。

中醫通過了「陰陽」的道理，便可以一連串的臨床運用在疾病的發生，以及診斷治療、用藥上。

舉個淺顯的例子來說：中醫謂：「陰平陽秘，精神乃治。」就是說人體的健康狀況，是保持陰陽平和的；當陰陽的相對平衡破壞了，就會發生病變。所以，疾病是陰陽偏盛或偏衰的結果。在臨床上如見怕冷，面色蒼白、自汗、小便清長、舌質淡、脈虛等，這是陽氣不足的症狀；在發病上是因陰盛而引起的陽衰，在診斷上可判別為「陽虛」症，在治療上說「陽盛用陰藥」，「陰盛用陽藥」，「陽虛用陽藥」，「陰虛用陰藥」，其作用是盛者瀉其有餘，虛者補其不足。故陽虛用補陽的藥來治療。

在藥物學上從性味上又可分別陽藥與陰藥。如溫性、熱性的藥屬陽；寒性、涼性的藥屬陰；升發的藥屬陽，沈泄的藥屬陰等。從這一系列的過程，即：辨藥、用藥、治療、診斷、發病等等，都是經由「陰陽」的道理來認識與應用的。

2. 五　行

河圖洛書上說：「一六共宗水、二七同道火，三八為朋木，四九為友金，五十同途土」，這是五行的出源。

五行即代表五種物質基礎與五種勢力，即：木、火、土、金、水。宇宙間萬事萬物皆可包括在五行之中。

書經《洪範》曰：「木曰曲直，火曰炎上，土曰稼穡，金曰從革，水曰潤下。」這是說五行的屬性。即一切條達生發的現象皆屬木，一切炎上灼熱的現象皆屬火，一切混厚蘊育的現象皆屬土，一切嬌嫩怕火的皆屬金，一切寒冷趨下的皆屬水。

「行」即「運行」的意思。一切事物都是不斷地在發展運行不息的，所以用五行來說明並代表。

五行同陰陽一樣，被古代醫家應用在醫學上，借以說明醫學上的一切問題，成為醫學理論體系的一部分。中醫對比較複雜的生理、病理、診斷、方劑、藥物各方面的問題，是由五行的道理來說明的。

中醫把人身當成一個小宇宙，這個小宇宙與大宇宙正好息息相關；將屬性相同的歸類在一起，並推演其關係，便是五行在醫學上的具體應用。

如以木行為例，因肝喜條達舒暢，具有升發的生機，故將肝與草木萌芽生長的春天、風、青色等自然現象相聯繫，並把與肝有關的生理器官等列入，如在腑為膽，在體為筋，在竅為目，在志為怒，在藏為魂，在聲為呼，在液為淚等。其他各行類此。

內經所謂：「東方生風，風生木，木生酸，酸生肝。南方生熱……。」便是說明小宇宙與大宇宙的如何聯繫。內經裡有關五行在人體與自然界之間的種種現象之分類與聯繫，是非常細緻與繁複的。

五行有相生（木→火→土→金→水），相剋（木→土→水→火→金），相乘（五行中任何一行發生太過和不及以後的異常剋制現象），相侮（五行中任何一行發生太過和不及以後的反剋現象。如木反剋金），以及制化（五行在平常的情況下，保持既相生又相剋的相對平衡現象。如木剋金、土生金、金剋木等。）的基本規律；相應的，五臟也有這些規律。

生就是促進，剋就是抑制。五臟的相生規律是：肝對心，心對脾，脾對肺，肺對腎，腎對肝起促進作用。在相生關係中，任何一行都有生我、我生的關係。生我者為「母」，我生者為「子」。

相剋的規律是：肝對脾，脾對腎，腎對心，心對肺，肺對肝起抑制作用。在相剋關係中，任何一行都有剋我、我剋的關係。我剋者為「所勝」，剋我者為「所不勝」。

還有反剋（相侮）、相乘的規律，如：脾土本剋腎水，但當患病時腎水氾濫反可剋脾，出現大便稀溏之症（相侮）；而肝氣若橫逆，乘虛剋脾土，便出現納呆瀉泄等症（相乘）。

若一臟促進一臟，一臟抑制一臟，促進與抑制相結合，以保持各臟之間的正常關係，維持人體的正常生理活動者，便是體現了五行的制化規律。

五行運用在臨床診治上的，如望診中常以面部的色澤來辨別臟腑病症：青色的多屬肝風，赤色多屬心火，黃色多屬脾濕，白色多屬肺寒，黑色多屬腎虛。在治療臟腑病症時，可按五臟對五味的選擇性來用藥：一般說，酸味入肝，苦味入心，甘味入脾，辛味入肺，鹹味入腎。這些就是五行中的五色、五味在診斷治療上的具體應用。

從五臟相生的關係來說，由於一臟對另一臟有促進作用，臨床上常利用這一關係來治療某些疾病；如有時可根據土生金的關係，而用培補脾胃的方法來治療肺結核病，這就叫「培土生金」。又如治療肝陽上亢症時，常根據水生木的關係，用滋養腎陰的方法，這就叫「滋水涵木」。

從五臟相剋的關係來說，雖然一臟對另一臟有抑制作用，但在正常情況下，這種抑制並不有害，反而起協調作用。如腎（水）與心（火）的相剋關係，在正常情況下，叫做「水火既濟」。如果關係超過了正常水平（即相乘），則被剋之臟就要發生病變。

如當心腎的協調關係遭到破壞時，就會出現心煩、心悸、失眠、健忘、腰膝痠軟等症，這叫做「心腎不交」或「水火不濟」；治療時要用交通心腎的方法。而在用藥配方上，便相應的有性寒清熱的黃連，與性熱溫陽的肉桂，取其一寒一熱的性能交通水火于一時的「交泰丸」可治療。

五行若與陰陽結合，關係又有一層；如臟屬陰，腑屬陽，所以肝為陰木，配合十干便為乙木；膽為陽木，配合十干便為甲木。餘類推。

其實五行即陰陽，陰陽即太極；物物各有太極，所謂「一花一法界，一葉一真如」者。

兑篇：生理與病理

（一）天人合一

中醫在生理學上仍秉其一貫的理論，也就是在中醫整個理論系統中，緊緊結合著的一環。

在中醫的生理學上主要包括幾個項目：就是臟腑學說、經絡學說、營衛氣血學說、精氣神津液學說、運氣學說等。每一項學說都構成一個獨立的系統，而同時也是整體系統內的一環，可以說是相當完整與圓滿的。

其特性仍然與中醫的基本理論是一致的，我們把它歸納成下列幾點：

甲、其本質是哲學的：

它仍是借著「陰陽五行」的學說來完成，有別於科學。

乙、其形式是整體的：

從「天人合一」的觀點立論，有別於科學的專論部份。

丙、其起點是活潑的：

從生人的有機體立論，有別於西醫從解剖學上起家。

丁、其方法是體驗的：

須從靜坐法上體驗，有別於在實驗室上做工夫。

從中醫生理學上的特點，我們就可以見出與西醫不同的地方。從另外一個角度看，中醫與西醫是站在不同的層次上立論；西醫只站在粗淺的塊然之物的層次上立論，中醫已經提升到更上一層，在不可見的物上立論。如中醫說的三焦、經絡、精、氣、神、營衛、命門、氣海、魂魄、意志等解剖學上見不著的東西。

（二）臟腑傳奇

中醫的臟腑學說也是在整體的觀點下，以五臟六腑為基礎，通過經絡系統，把全身的組織器官聯結成一個有機的整體。這個有機的整體，上下表裏都是一體的；

五臟六腑之間，在生理上是互相依存、互相制約；一旦發生病變，也互相影響，互相轉變。

在中醫的治療上有以補脾胃來治肺病的「培土生金」法，有以滋腎陰來制肝陽上亢的「滋水涵木」法；而不是頭痛醫頭、腳痛醫腳的。這也是有別於西醫而比較高明的地方。

臟腑的內容，包括五臟：即心、肝、脾、肺、腎；六腑：即膽、胃、大腸、小腸、三焦、膀胱，與奇恒之腑：即腦、髓、骨、脈、膽、女子胞等。這是人體內臟的主要器官，在西醫的解剖學上是很清楚的（除了三焦）。

但是中醫所說的臟腑，除了一方面指臟器的實質而言外，一方面還指它的功能活動，以及病理變化的反映。同時這些活動變化的反映，又不是單純指某一個臟器本身的生理、病理反映，而是代表著許多相互密切聯繫的生理、病理現象。這也就是中醫生理學所具有的特點之一——即整體的觀念。

五臟的主要功用是藏精氣；而六腑的主要功用則為受納和消化水穀，吸收和輸佈津液，排出廢料與殘渣。

中醫的經典《內經》上說：「所謂五臟者，藏精氣而不瀉也，故滿而不實。六腑者，傳化物而不藏，故實而不能滿也。所以然者，水穀入口，則胃實而腸虛；食下，則腸實而胃虛。故曰：『實而不滿，滿而不實也。』（「實」即充實，食飽之義。）

五臟能藏精而不瀉，所以五臟是「滿而不實」的。（「滿」即充滿，盈滿之義。）六腑的功用是受納和消化水穀、行津液、傳糟粕。當水穀入胃則胃實，下入於腸則胃虛而腸實。

在生理狀態下，胃與腸兩者總是一實一虛、一虛一實地交互變換著的。若胃腸俱實則成滿，滿則病。

所以六腑必須「瀉而不藏」，才能保持「實而不滿」的生理狀態。因其瀉而不藏，所以又稱為「傳化之腑」。

臟與腑，一陰一陽，一表一裡，彼此相應，即臟腑表裡相合的關係。

奇恆之腑，因其功能與一般傳化之腑不同，具有藏精氣而不瀉的特點，故稱為奇恆之腑。（即：是腑而具有臟之特點者。）

舉一個心臟的例子來說明臟腑學說。

心臟位居胸中，有心包圍護於外，在體合脈，其經脈下絡小腸，與小腸為表裡，開竅於舌。

《內經》謂：「心者，君主之官也，神明出焉。」又說：「心主身之血脈。」又說：「心者生之本，神之變也，其華在面，其充在血脈。」又說：「心開竅於舌。」故綜合心的生理病理功用有下列幾點：

甲、主神志：

心主管精神、意識、思維活動，相當於高級神經活動。如果心主神志的功能正常，則人的精神振作，神志清楚；如果發生障礙，則可出現多種病症，如心悸、驚恐、健忘、失眠、發狂、喜笑不休、昏迷、譫語等。

乙、主血脈：

心與脈相連。血液所以能在血管內循環，全靠心氣的推動。心氣的強弱，直接影響血的運行。

丙、其華在面：

面部的血脈分佈比較豐富，故心的功能正常與否，容易從面部的色澤方面反映出來。正常時，面色紅潤有光澤，反之則面色晃白或青紫無光澤。

丁、開竅於舌：

心脈與舌相通，故心功能正常時，舌色淡紅；循環不暢時，舌色紫暗無華；心火過旺，則舌尖紅赤或口舌生瘡；痰迷心竅時，可見舌強不語。故又說：「舌為心之苗。」

（三）人身三寶

中醫謂：精、氣、神是人身的三寶。

《內經》上說：「人之氣血精神者，所以奉生而周於性命者也。」就說明這三者對於人體極為重要，是生命的根本。

上節在臟腑學說裡說各臟腑均有其不同的功能特點，彼此之間又有極為密切的關係，這一生理關係有機的總合，就是人的整體生命活動。而其活動的基礎為「精」，動力為「氣」，表現為「神」。臟腑和精氣神是相互依存、相互促進的。

精、氣、神三者又有著鏈鎖性的關係。三者雖各有不同之點，而實際上又是一個分不開的整體。精為神之宅，又為氣之母。積精可以充氣，又可以全神。氣滿則神旺。精氣充沛，神自活潑。

前文說中醫的層次是比較高於西醫的，這在精、氣、神三者的表現也可見一斑。

道家或養生家就是根據人身的三段層次——即精、氣、神，累次而進的道理來修身的。所謂「鍊精化氣，鍊氣化神，鍊神還虛。」者。一旦修鍊到圓滿的地步，便會得到一定的效果。如說：「精滿不思淫」、「氣滿不思食」、「神滿不思睡」等。這鍊精化氣的道理，就好像把水（精）用火煮開成為水蒸氣（氣）的道理一樣。

在中醫的生理學說：腎配北方水，腎藏精，在卦為坎；心配南方火，心藏神，神象外明，故屬火，在卦為離。因此把心火（以意導之，以神內守。）下照腎水

（下丹田），久之，蒸動暖氣，充周全身。這便是水火既濟之象。也就是把坎卦中間的一陽添充離卦中間的一陰，而成乾卦的純陽之體，所謂「抽坎添離」者。

在中醫有所謂「心腎不交」的病症，也就是「水火不濟」的病症，臨床上如出現心煩、心悸、失眠、健忘、腰膝酸軟等症狀，就是因為心腎自然協調的功能遭到破壞所致。如能依照道家靜坐調息做「抽坎添離」的工夫，便可以不藥而癒，並且可以根除。

人的精神就好像燈油燃燒所發出的光明一樣，要光長明，必須油充足。人的腎所藏之精，便像是燈油，如能善加調理，精神無有不充沛者。中醫之所以重視補腎的道理在此。腎之精雖是先天所具備，但如房勞過度、無異竭澤而魚，日久終會弄得油乾燈盡。

「**精**」是構成人體與營養人體的物質，在生理活動過程中，不斷地在消費，又不斷地得到補充與滋生，以維持人體的生命。

精的內容，廣義的來說，應包括精、血、津液。狹義的精，一指男女生殖之精，所謂父精母血者是，是人體生命的來源；一指飲食營養所化生的精，是人體生長發育的物質基礎。

在正常情況下，五臟六腑之精的貯藏歸腎所營，其中一部分又轉化為生殖之精。

總之，精是生命的基礎，是構成人體和維持各種生命活動的基本物質，直接關係到人的生長、發育、衰老、死亡。如果精氣充盈，就會身強體壯，精力充沛，機體抵抗力強；如果精氣虧損，就會身體虛弱，精力不足，發育遲緩，未老先衰，機體抵抗力減弱。

「氣」是一種推動生理活動的動力，也是維持人體生命活動的泉源。氣的涵義比較廣泛，依其存在的部位不同，功能不同，來源不同，以及性質不同等分別定了很多名詞；例如元氣、宗氣、真氣、正氣、邪氣、精氣、穀氣、營氣、衛氣、經氣、血氣、腎氣、胃氣等等。唯總的來說，不外原氣、宗氣、營氣、衛氣四種。茲分述如下：

甲、原氣：

稟受於先天，是先天之精所化，故稱原氣。有元陰與元陽之氣。原氣發源於腎，藏於丹田，借三焦之道，通達周身，推動五臟六腑等一切器官組織的活動，為人身生化動力的泉源。

乙、營氣：

是營運於脈中的精氣，生於水穀，源於脾胃，出於中焦。有化生血液，以營養周身的功用。營氣如流溢於中，則營養五臟六腑；若佈散於外，則潤澤筋骨皮毛。

丙、衛氣：

衛氣亦生於水穀，源於脾胃，但出於上焦，行於脈外。其性鏢悍，善游走竄透。在內則熏於肓膜，散於胸腹；在外則循皮膚之中，分肉之間。《內經》曰：「衛氣者，所以溫分肉，充皮膚，肥腠理，司開闔者也。」因此，衛氣不但能溫養內外一切臟器組織，而且具有保衛肌表，抗拒外邪的功能。

衛氣雖行於脈外，但仍然依著脈道而運行；其運行且與晝夜變化及寤寐有關。白晝人寤，衛氣行於陽；黑夜人寐，則行於陰。行於陽是行於體表手足三陽經脈，行於陰是行於內在五臟。夜間熟睡因衛氣行於陰，衛外之力減弱，故容易感冒。在中醫預防學說裡說熟睡了要蓋被子，就是這個原因。

寤寐的道理除了與衛氣的行度有關外，與屬於神的魂也有關係，所謂「晝則魂遊於目而為視；夜則魂歸於肝而為寐。」

丁、宗氣：

飲食水穀所化生的營衛之氣和吸入的大自然之氣相合而積於胸中，便是宗氣。其功用有二：

子、走息道以司呼吸：

凡言語、聲音、呼吸的強弱，均與宗氣的強弱有關。

丑、貫心脈以行血氣：

凡氣血的運行，以及肢體的寒溫和活動能力，多與宗氣有關。若宗氣不下，則兩足厥冷。

（四）心為離火 腎為坎水

西洋醫學說人的一切知覺意識活動是藉著腦與神經的功用；而在我國的文字裏，有關知覺意識活動的字詞，都與「心」字相連，請問這是不是錯把「心」當做知覺意識的工具？這在中醫的說法如何？

「神」是人體生命活動現象的總稱。是指精神、意識、知覺、運動等一切生命活動的最高統帥。詳細的來說，神的範圍應包括：神、魂、魄、意、志五者。這五者分別為五臟所藏；即醫學上所說：「臟者，人之神氣所含藏也，肝臟魂，肺臟魄，心藏神，脾藏意，腎藏精。」因心臟統率內臟，故一般以心臟所藏的神，來概括其他四臟的神；而且彼此之間有密切關係。

《內經》上說：「生之來謂之精，兩精相搏謂之神，隨神往來者謂之魂，並精而出入者謂之魄。所以任物者謂之心，心有所憶謂之意，意之所存謂之志，因志而存變謂之思，因思而遠慕謂之慮，因慮而處物謂之智。」這一系列的思想意識活動，都是神的作用。

從上面的一段說法可知，中醫一向是把知覺意識統歸於心所主宰的。

西洋醫學因一向解剖不到「神」之為物（其實變化不測謂之神，神無方而易無體；豈是解剖實驗所能得知的？此正是中醫比西醫高明的地方。）而錯把腦與神經當作知覺意識的主宰。其實腦與神經不過是心之所用而已；無心，則腦與神經不能自知覺意識。

這個道理唐容川說得很透徹，茲引述如次：

心藏神：

神乃生於腎中之精氣，而上歸於心；合為離卦，中含坎水之象。惟陰精內含，陽精外護；心臟之火，所以光明朗潤，而能燭物。蓋神即心火；得腎陰濟之，而心中湛然，神明出焉，故曰心藏神。心血不足，則神煩；心火不足，則神怯；風痰入心，則神昏也。

西醫知心為生血迴血之臟，而謂心不主知覺，主知覺者，是腦髓筋。又言腦後筋主運動，腦前筋主知覺。又言腦筋有通於心者。彼不知髓，實心之所用，而非髓能知覺也。

蓋髓為水之精，得心火照之而光見，故生知覺矣！古文「思」字從囟從心，即以心火照腦髓之義。髓如月魄，心如日光，相照為明，此神之所以為用也。

肝藏魂：

魂者陽之精，氣之靈也。

人身氣為陽，血為陰，陽無陰不附，氣無血不留。肝主血，而內含陽氣，是之謂魂。究魂之根源，則生於坎水之一陽；推魂之功用，則發為乾金之元氣。不藏於肺，而藏於肝者，陽潛於陰也；不藏於腎而藏於肝者，陰出之陽也。

晝則魂遊於目而為視，夜則魂歸於肝而為寐。魂不安者夢多；魂不強者虛怯。西醫不知魂是何物，故不言及於夢。然西人知覺，與常人同，試問彼夜寐恍惚，若有所見者，是何事物？因何緣故？則彼將啞然。蓋魂非剖割所能採取，而夢非器具所能測量；故彼不知也。

肺藏魄：

人身血肉塊然，陰之質也。有是質，即有宰是質者。秉陰精之至靈，此之謂魄。

肝主血，本陰也，而藏陽魂；肺主氣，本陽也，而藏陰魄；陰生於陽也。

實指其物，即肺中精華潤澤之氣。西醫所謂肺中只有膜沫是也。惟其有此沫，則散為膏液，降為精血，陰質由是而成矣！

魂主動，而魄主靜；百合病恍惚不寧，魄受擾也。魔魘中惡，魄氣所掩也。人死為鬼，魄氣所變也。

凡魂魄皆無形有象，變化莫測。

脾藏意：

心之所憶謂之意。

心火生脾土，故意藏於脾。

按脾主守中，能記憶也；又主運用，能思慮也。脾臟意如此。

脾陽不足，則思慮短少；脾陰不足，則記憶多忘。

腎藏志：

心之所之謂之志。

神生於精，志生於心，亦心腎交濟之意。按志者，專意而不移也，志本心之作用，而藏於腎中者，陽藏於陰中也。

腎主精，為五藏之本，精生髓，為百骸之主；精髓充足，技巧出焉，志之用也。

又按志，即古誌字，記也。事物所以不忘，賴此記性；記在何處？則在腎經。蓋腎生精，化為髓，而藏於腦中。

凡事物，經目入腦，經耳入腦，經心亦入腦；腦中之髓，即將事物印記不脫。久之，要思其事物，則心一思之，而腦中之事物立現。蓋心火陽光，如照相之鏡也，腦髓陰汁，如留影之藥也。光照於陽，而形附於陰；與心神一照，而事記髓中同義。

西醫不知人身自有陽光陰汁的道理，雖剖割千萬人，何益也！

（五）尋經取穴

經絡和臟腑一樣，是人體結構和功能中的一個重要組成部分。

臟腑與經絡之間是一個有機聯繫的整體，每一個臟腑都有一條所屬的經脈。臟與腑之間以及臟腑與其他組織之間的聯繫，就是由經絡來實現的。

經絡是人體內運行氣血的通路，其幹線叫經，分支叫絡；經與絡聯成一個縱橫交錯、溝通表裏上下、聯繫全身的聯絡網。

經絡分正經、奇經兩類。正經有十二條，左、右對稱；即手、足三陰經和手足三陽經，合稱十二經脈；各自分屬於一個臟或一個腑。奇經有八條，即督脈、任脈、沖脈、帶脈、陰維脈、陽維脈、陰蹺脈、陽蹺脈。

經絡的生理作用是「行氣血、營陰陽，濡筋骨、利關節」，它內屬臟腑，外絡肢節，通裏達表，運行氣血，聯繫全身，以維持人體組織器官的正常生理功能。人體的五臟六腑、四肢百骸、五官九竅、皮肉筋骨等，都是必須依靠氣血的濡養與經絡的聯繫，方能發揮各自的功能並互相協調成為一個有機的整體。

在病理情況下，經絡與疾病的發生和轉變有關。外邪侵入人體，如果經氣衛外作用失常，病邪便沿著經絡通路而傳臟腑；如風寒侵犯肌表，內傳可出現咳嗽、咯痰、胸悶痛等肺的症候；又因肺與大腸相表裏（有經絡相連），有時還出現腹痛、腹瀉或便秘等大腸的症候。

反之，臟腑有病，也會沿著所屬經絡通路而反應到相應的體表方面來，如肝病常見脇痛、腎病常見腰痛、肺病常見背痛等。

但是這種傳變只能是相對的，是否傳變，還要看病邪的性質強弱，人體正氣的盛衰，以及治療的得當與否等因素而定。

經絡有一定的循行部位，十二經脈的循行分佈是左右對稱的，而且有一定的連接順序。概括的來說：「手之三陰，從臟走手；手之三陽，從手走頭；足之三陽，從頭走足；足之三陰，從足走腹。」這就是說十二經脈中的手三陰經脈，其循行的起點是從胸部，經臑臂走向手指之端；手三陽經脈，從手指端，循臂臑而上行於頭面部；足三陽經脈，從頭面部下行經軀幹、下肢而止於足趾間；足三陰經脈，從足趾間，上行而止於胸腹部。

其運行的次序是：手太陰肺經→手陽明大腸經→足陽明胃經→足太陰脾經→手

少陰心經→手太陽小腸經→足太陽膀胱經→足少陰腎經→手厥陰心包經→手少陽三焦經→足少陽膽經→足厥陰肝經→手太陰肺經。如此循環不已。

每一條經絡各有明確的循行部位與主治。舉手太陰肺經為例來說：屬於肺，絡於大腸。體表循行始於鎖骨外側端下方的中府穴，沿上肢屈側面的橈側下行，止於大拇指橈側端的少商穴；與手陽明大腸經連接。

其主治：胸、肺、咽喉等部位的病症，熱病、自汗、盜汗、消渴，以及本經所過部位的病症。

茲再扼要說明經絡的功能和作用如次：

甲、生理方面：

氣血是人體最重要的物質，但必須先靠經絡來運轉，周流不息，才能達到抵禦病邪，保衛健康的目的。

一般說來，「營」、「衛」的功能活動，是與經脈分不開的。

乙、病理方面：

經絡的功能在正常時，能夠抵禦外邪，保衛身體。

一旦功能失常時，經絡便可以反映出各種不同的系統病候；我們只要能從多方面探索觀察，對於臨床實踐，是有極大意義的。

丙、診斷方面：

根據人體發病的症狀，結合經絡循行的路線來研究分析，就可以知道是某一條經或幾條經的疾病。

例如：頭痛症，有前後和兩側的不同，痛在前，屬陽明經；痛在後，屬太陽經；痛在兩側，屬於少陽經。在治療上就必須根據部位，採用不同的治療方法。

丁、治療方面：

診出了發病在某一經上，無論用藥物或針灸，治療才有方針。

例如同樣是頭痛，太陽經的頭痛就必須用藁本來治療才有效；陽明經的頭痛，就必須用白芷來治療；少陽經頭痛必須用柴胡；若誤選歸經的藥來治療，不但不能得到效果，甚至還可以招致不良後果。誰說中醫的用藥含糊呢？就是用針灸來治療，也必須正確的針灸在該發病的經絡穴位上才有效。

（六）營衛氣血

我們在「氣」的含義裡，曾經提到「營氣」與「衛氣」，並簡單提到它的功能。

「營」有「經營」和「營養」的意義在內。「營」便是擔負著輸送營養物質、周流循環的重要任務。

「衛」是擔任著調節體溫均衡、發揮衛外功能的任務。

「氣」是一種推動人體生理活動的動力，也是維持人體生命活動的泉源。

「血」就是人體的血液，它是維持人體生命的主要物質。

這四者各有不同的特點和功能，但是它們又是密切聯繫，不可分割的一個整體。營與血之間，衛與氣之間，以及營衛氣血相互之間，都有密切聯繫而不可分割的關係；因此它們在整體功能上，營對衛來說，血對氣來說，是「陰陽相隨，內外相貫，如環無端」的。

從它們的作用來說：營主營養，衛主衛外，各有職責。但是衛的作用，正是推動了營養內臟功能的得以實現，而內臟的充分營養，又保證了衛外機能的經常固密。它們是相互為用，相互依存的。這是營衛之間的相互關係。

氣、血也同樣如此，血的生成，必須有氣的生化作用，而且血的運行，必須依賴氣的推動；但是氣也必然要有血的依附，才能發揮它的生化運行作用。而營、衛、氣、血之間，更是緊密相連，不可分割，這就是前面所說的「陰陽相隨，內外相貫」的道理。因為沒有氣血，就不會有營、衛；沒有營衛，氣血也就無從活動，它們是相依為命的。

根據這點理由，就不難了解營、衛、氣、血是「四個方面，一個整體」了。至於營、衛、氣、血在生理功能方面的界限究竟如何呢？

近人陸士諤（淵雷）有一個很好的比喻：「營和血，衛和氣好比火與熱、水與寒的關係一樣。熱是從火生的，無火熱自絕，但是火與熱是兩個東西，不能把火說成是熱。寒是從水來的，無水寒自消亡，但是水與寒也是兩個東西，不能把水說成寒。血好比火，營好比熱，沒有血就不會有營，但是營和血是兩個東西，不能把血說成是營。氣好比水，衛好比寒，沒有氣就沒有衛，但是氣和衛也是兩個東西，不能把氣說成是衛。」

這個比擬，對營、衛、氣、血的認識，有著很大的啟發和幫助。

至於營衛氣血和臟腑經絡有什麼關係呢？

我們從營、衛、氣、血的生成和它們的功能活動來看，可以認識到它們和臟腑、經絡有著相依為命的關係。

經絡是營、衛、氣、血的運行道路，通過這條道路，周流不息，才能達到濡養四肢百骸，和供給內臟營養需要的目的；而營衛氣血的來源，又必須依靠臟腑的功能活動，才會生成。這就是「肺主氣」、「心主血」，「脾主運化精微」，「胃主腐熟水穀」的道理。

總之，把營、衛、氣、血結合臟腑經絡，互相參看，可以更清楚地知道人是一個完整的有機體：臟器與臟器之間，組織與組織之間，臟器與組織之間，都有密切的聯繫，營、衛、氣、血是時刻相隨，周流不息，而且步伐統一，互相協調，共同來適應環境，維護正常的機能，保障人體的健康。

以上從臟腑學說，經絡學說，精、氣、神學說，營衛氣血學說，大略已道出了中醫生理學的精義。至於有關運氣學說，涉及天文與氣象並人身的生成來源，比較深奧不切實際，茲從略。

（七）金針繞指

如果你有針灸治療的經驗，就知道當針刺得氣時，會有酸、麻、脹及觸電感，而且往往沿著經絡循行的路線擴散；可見經絡學說不是虛構的概念。經絡是針刺穴位時針感傳播的通路。而所謂「穴」者，就是在經絡上最敏感的點，也就是氣血流注的部位。

從解剖學上來看，凡是經絡循行的道路，神經與血管也比較密佈，可見經絡與神經、血管有密切的關係。故針刺穴位時，會有酸、麻、脹等感覺。

針灸治療的道理，便是在穴位上進行刺激，由經絡的調整作用，達到治療的目的。什麼病採用什麼穴位，通常是根據經絡理論選定的。

我們說過，中醫治病，無非是將人體的陰陽氣血求得平衡的地步；而用針灸刺激穴位，兼以手法為之，能補瀉經絡氣血，以此達到治療的效果。這就是針刺穴位，便能治病的道理。其他如推拿、氣功療法、按摩、拔瓦罐以及最近盛行的病理按摩等，也能治病，同樣是這個道理。

至於說針灸治療在醫療史上有什麼神奇的地方，這是見仁見智的問題，每個針灸中醫師大約都能舉出很多例子；這裡姑且舉一個神奇而有趣的例子，並藉以說明學習針灸術並不是一件容易的事。

這個例子出在平江不肖生所著的一本武俠小說《俠義英雄傳》上。雖是小說裡的人物，但因於事有據，於理可通，故不失為說明的價值。

《俠義英雄傳》裡寫一個俠義英雄人物——黃石屏，他是一個道地的針灸中醫師；在上海行醫，曾轟傳一時。

黃石屏的針灸術是一個和尚傳授的，當時傳授他時——黃石屏還是一個遲鈍的孩子，而和尚卻是獨具慧眼的在幾個聰明的兄弟中獨挑出來的笨孩子——還是和尚想覓徒弟，覓了幾午都覓不到的。

當時的黃石屏不但遲鈍而且羸弱。

和尚先教他打坐、練氣功，當氣功有了基礎後才學習認識全身的經脈穴位，而後教以針灸術。

黃石屏所學的針具，是用鈍金打造的，細而且柔軟，下針時必須把金針繞在手指上，用內功將它慢慢的扎進穴位中。金針的頭且是鈍的。

如此經過苦練且得到真傳的醫術，自然是極靈效的。

張之洞不能生育，黃石屏只扎了一針，便一索得男了。

有兩個德國婦人，腰部生了惡瘤，經西醫檢查須動大手術，且有生命危險，給黃石屏連扎了三次針，便不藥而癒。

這針術驚倒了欲給德婦動手術的醫學博士，便到黃石屏診所虛心求教。

這個德國博士極欲拜黃石屏為師，學習針灸術。

黃石屏被他的真誠感動，卻說他不能學習。

理由很簡單，條件不夠。

因針灸術須配合精深的內功才能扎針，而學習內功要有成就，不是一朝一夕的工夫。

這個道理，黃石屏告訴德國醫學博士說：人身的穴位，有主穴分佈在脊骨內面，從背部扎不進去，從腹面卻有臟腑擋住；因此選用柔軟的金針，須以內功貫注在針尖上，才能直透穴位，而針頭是鈍的，碰到臟腑或血管會滑開，才不致於穿透。金針的柔軟可以隨意彎曲，而內功能透力到針尖上，如此配合與設計，才能打進深藏在內臟背後的穴位上，真是巧奪天工，無所不用其極；由此更可見中國醫學的苦心與奧妙。

如今以針灸術行醫者，有幾個能像黃石屏？難怪術不見奇者。

（八）住痛移疼

所謂「針刺麻醉」是根據針刺能夠鎮痛和調節人體生理功能的原理，在病人的一些穴位上扎針，從而使病人在清醒的狀態下接受手術的一種麻醉方法。其在醫療上具備最大的意義是能夠運用於外科、神經外科、眼科、耳鼻喉科、口腔科、胸外科、骨科、泌尿外科、婦產科以及小兒科等多種手術病種，具有比較廣泛的適應症。

針刺麻醉使用安全，沒有副作用，不會發生過敏、過量等意外，同時能夠調整人體的生理機能，因而也適用於對麻醉藥物過敏和肺部有病變、肝腎功能不好、休克、病危以及年老體弱的患者。

不過目前國內因中醫不發達，且一般人比較重視西醫，所以沒有將這中國醫學偉大的寶庫之一——針刺麻醉，應用在醫療上。

至於說為什麼針刺能夠鎮痛呢？

中醫的解釋是這樣的：疼痛同「氣血」和「神」的活動有關，而針灸則有通調「氣血」和「治神」的作用。

中醫謂：「諸痛皆因於氣」，又曰：「神氣相隨」，故鎮痛必先「理氣」，而「理氣」又不如「治神」。《內經》上說：「凡刺之法，必先本於神。」又說：「凡刺之真，必先治神。」等治理原則，都強調要從「神」，也就是從神經系的某些功能的角度出發來診斷和治療各種疾病。

那麼，針刺又是如何由「治神」而起到「住痛移疼」的作用呢？

《內經》上說：「令志在鍼……以移其神。」又曰：「制其神，令氣易行。」從這裡可以得到啟示，即針刺可能轉移或抑制同疼痛有關的「神」的活動，使「氣血」通調而達到「住痛移疼」的效果。

從科學的觀點來說，感覺是運動著的物質作用於我們的感覺器官而引起的。針刺所產生的「得氣」感覺以及手術刺激所引起的疼痛、酸脹等難受的感覺，卻是運動著的物質反映到大腦中來的結果。這樣「痛」與「非痛」的感覺互相制約，便能達到鎮痛的目的。

比如在日常生活中，身體的某部分被燙痛了，人們往往用嘴去吹痛處，這樣就覺得好受些；又如扭傷了肌肉，馬上用手去按摩或推拿，疼痛就會減輕等。這些都是某種「非痛」的刺激可以影響痛覺的明證。

（此篇引自《針刺麻醉》一書，以見在台灣外已有人在大量使用吾國固有的醫術在為手術做針刺麻醉，且效果奇佳。並進一步以科學方法進行實驗，雖其解說未盡合中醫之旨趣，但由此打開溝通中西醫學之門，亦非完全不可能。西洋醫學若能拋開唯物的觀點而能對活生生的人身之主觀經驗作試驗，或者便有探得中醫奧秘的可能，此處便是匯通中西醫學之起點。）

離篇：病因與辨證

（一）病因辨證

病因，就是引起疾病發生的原因。不同病因可以引起不同的病症。病因辨證，就是根據不同病因來分析歸納症候的一種方法。

人不能脫離自然界而獨立存在，自然界氣候變化和人有著密切的關係；外感病的發生，往往與氣候有關。

在正常情況下，春天氣候溫暖，夏天氣候炎熱，秋天氣候涼爽，冬天氣候寒冷。這種變化，古人該為「六氣」不斷運動的結果。六氣就是：風、寒、暑、濕、燥、火。這種六氣的變化，在一定限度內，是有利於萬物生長、發育的，對於一切生物包括人在內都是有益無害的。

但是，當天氣變化反常的時候，就會使四季的氣候發生紊亂，比如春天應該溫暖而仍寒冷，秋天應該涼爽而仍炎熱，夏天未到卻十分炎熱，冬天未到卻十分寒冷。這些反常的變化，對於生物是不利的，人體防禦能力如果不能適應，就會發生疾病。外感病就是這種不正常的六氣，從外面侵入人體而引起的，所以管它叫「外因」。

另外，還有一種特殊的邪氣，可以在一個時期，一個地區，廣泛傳染的叫「疫氣」。

其他如刀槍創傷、跌打損傷、蟲獸咬傷等，也都屬於外因的範圍。

疾病症候的產生與出現，是機體抗病過程的反應。外因的侵襲，由內因才起作用。機體內在條件和外界環境是致病的二個方面。

邪氣雖能使人發生疾病，但疾病的發生，決定的因素不是邪氣（外因），而是人體的正氣（內因）。如果正氣強盛，氣血充盈，臟腑功能良好，就可以抵禦外邪的侵襲而不發病，即或發病，病情也輕。相反的，正氣虛弱（人體內部抵抗能力降低），不能抵禦外邪，病邪就可以乘虛侵入而發病。所以，機能抵抗力強大是防禦各種疾病發生的主要因素。但是外邪過盛，機體難以適應時，也可引起疾病；這就是有時外因也能起重要的作用，但是即使在這種情況下，外因也仍然必須由內因才起作用。

風、寒、暑、濕、燥、火是自然界四季氣候變化的表現，在正常情況下稱為六氣，當六氣出現反常情況，就可能成為致病的因素，則稱為「六淫」。

六淫致病一般首先侵犯肌表，或從口鼻而入，所以認為它是外感病的致病因素，通常稱之為「外邪」。

從六淫的致病情況來看，它除了氣候因素之外，還包括一部分致病的微生物在內。六淫致病一般具有季節性，如春季多風病，夏季多暑病，秋季多燥病，冬季多寒病，長夏（夏秋之交）多濕病等。

六淫既可分別單獨致病，如傷風、中暑等；也可以數邪夾雜一起致病，如風、寒、濕三邪同時侵襲人體，就會引起痺症。

另外，內風、內寒、內濕、內熱、內燥等，是內傷病過程中出現的一種病理狀態，它與六淫之邪引起的外感病不同，但兩者臨床上表現在某些方面卻有相似之處。茲將六淫引起的症候，簡介如下：

甲、風：

風有「內風」、「外風」的區分。

內風多為肝陽上亢、肝火內盛、陰血損耗所致，表現多為腦症狀。

外風是指外界風邪，常與其他病邪結合而致病，所以風邪引起的疾病較為多見。風性活動多變，因此，風病的特點是：發病急，消退快，疼痛常表現為游走不定。常見的風病如下：

子、風寒：

就是風與寒結合共同侵犯人體（如風寒感冒）。

表現的症狀：怕冷重、發熱輕、頭痛、無汗或有汗、鼻塞流涕、肢體酸痛、咳嗽、吐白痰、舌苔薄白，脈浮緊。

治法應疏風散寒，用藥辛溫解表。

丑、風熱：

就是風與熱結合共同侵犯人體（如風熱感冒）。表現的症狀：發熱重，微怕冷、頭痛、頭脹、自汗、目赤、咽喉腫痛、口渴、鼻流黃涕、咳吐黃痰、小便色黃、量少。舌苔薄黃、脈浮數。

治法應疏風散熱，用藥辛涼解表。

寅、風濕：

就是風與濕結合侵犯人體（如風濕關結炎）。

表現的症狀：頭痛而重、全身困倦、關節酸痛、竄走不定、出汗、怕風。舌苔薄白而膩、脈緩。

治法應疏風化濕。用藥宜辛燥。

乙、寒：

寒的特性，最易傷人陽氣。寒邪由表入裏，易於化熱。

寒邪致病的特徵，多為收縮拘急而痛。

臨床上有外寒和內寒之分。

外寒：是指寒邪侵襲機體而發病，出現怕冷重，無汗、發熱輕、頭痛、口不渴、四肢骨節酸痛、舌苔薄白、脈浮緊等症，屬於表寒。

內寒：是由機體臟腑陽氣不足所引起，常見於久病體虛者；如懶說話、氣短、腹瀉、口淡無味、惡口、喜暖怕冷、喜吃熱飲食等。

丙、暑：

暑邪多發生在夏季，常在烈日或高溫環境下發病。

暑病的特點：暑熱最易清耗元氣，損傷津液。

夏季濕氣重，所以暑多挾濕。

傷暑：頭痛、煩燥、口渴、自汗、嘔吐、腹瀉、四肢疲倦無力、小便短赤、脈浮滑而數。

中暑：突然暈倒、發高燒、嘔吐、惡口、出汗或無汗、面色蒼白、或昏迷不醒、四肢抽搐、牙關緊閉、脈細數。

暑濕：就是暑與濕結合侵犯人體。

症見胸口脹悶、嘔吐、肚痛或赤白痢疾。舌苔白滑、脈濡。

丁、濕：

濕有外濕、內濕之分。

外濕：如上面所說風濕、暑濕等；又有寒濕：多由風、寒、濕三邪結合侵犯人體。常表現為全身疼痛，而以四肢關節較重，陰冷時加重，腰脊酸痲，脹痛，沈重無力，行動不便，大便稀或四肢浮腫。舌苔白膩，脈濡。

濕熱：由於濕與熱結合共同侵犯人體。

症見低燒、心煩、口渴、自汗、四肢關節紅腫熱痛、胸悶、黃疸、小便赤。舌苔黃膩、脈浮數。

內濕：口淡無味、飲食無味、胸悶痞滿、噯氣上逆、腹瀉便溏、肢軟無力、身體沈重、頭痛、舌苔白厚而膩、脈濡緩。

戊、燥：

燥分外燥和內燥兩種：外燥是機體不適應外界環境的改變而生，內燥是由機體內津液不足，或過服溫燥的東西，或汗、吐、下等津液損耗所致。

燥症的表現，主要為內熱傷陰，症狀如：咽喉乾燥、疼痛、唇口發乾、口渴、鼻乾燥、眼睛乾澀疼痛、乾咳、痰不多或痰中帶血、手足心熱、心煩失眠、潮熱、盜汗、皮膚乾燥、大便乾結、小便少、舌紅無津、舌苔薄黃。

己、火：

火由熱而生，火比熱程度嚴重。火的症狀與熱基本相同，但較嚴重。

一切外感包括風、寒、暑、濕、燥邪所引起的疾病，到了嚴重階段，津液耗傷，都可以熱極化火。

火有實火和虛火兩類。

實火：由於直接感受火熱之邪，灼傷津液營血，內損臟腑而成。主要表現為發高燒，不出汗、煩躁、口渴、大便乾燥、小便黃紅、口唇乾燥、神昏譫語、抽搐、角弓反張、舌紅絳起刺等。

虛火：多由內傷而起，病勢緩慢，病程長，主要因氣血失調，精氣虧耗以致。表現為口乾舌紅，潮熱、盜汗、午後顴紅，耳鳴健忘、手足心發熱、舌紅絳少津、舌光起刺無苔、脈細數等。

（二）八綱辨證

我們要想深刻地、正確地認識疾病的本質，須有完善的「辨證」方法，所謂「工欲善其事，必先利其器」者。

中醫經由長期的臨床實踐，逐步形成了一套辨證方法，主要包括幾個項目：例如上題所講的「病因辨證」——就是從不同的病因來辨證，本次要講的「八綱辨證」，還有下次要講的「六經辨證」與「三焦辨證」，以及上篇在中醫生理學上略略提過的「臟腑辨證」、「經絡辨證」、「營衛氣血辨證」等多種方法。

這些都是從不同的角度來認識疾病，其中「八綱辨證」是總綱，由它來概括病變的部位、性質，機體與病邪鬥爭的情況。

如果要進一步弄清疾病的特性，還要在八綱辨證的基礎上，由上述幾種辨證方法來確定病邪的屬性，病在那一臟腑，以及病邪對機體損害的程度。因此，這幾種辨證方法往往需要互相補充，診斷才能臻於完善。

八綱包括表裡、寒熱、虛實、陰陽。

八綱辨證就是從這四對情況的八個方面去概括所有疾病的不同特點，以表、裡辨別病變的部位，以寒、熱、虛、實辨別病變的性質，再用陰陽加以概括。

表與裡、寒與熱、虛與實、陰與陽，都是性質相反的兩個方面。把兩者作為一組來對比鑒別，有利於認識疾病的不同性質和特點。

八綱辨證是各種辨證的基礎，是必須首先掌握的辨證方法。茲簡單介紹如下：

甲、表裡：

表裡是指病變部位的深淺和病情的輕重。一般病在肌表屬表，病情輕而病位淺；病在臟腑屬裡，病情重而病位深。

表證：多見於外感病的早期。臨床的主要表現是發熱惡寒（或惡風）、頭痛、四肢酸痛、鼻塞輕咳、舌苔薄白、脈浮等。其中發熱惡寒、脈浮是表證的特徵。

表證又有表寒、表熱、表虛、表實之分。

裡證：多見於各種外感病的中期或極期，此時表證已解，病邪傳裡，累及了臟腑；另方面，各種內傷病都是裡證。

裡證的臨床表現是多種多樣的，不僅有寒、熱、虛、實之分，而且因不同臟腑而異。裡證一般不惡風、不畏寒，脈象一般為沈，舌質多有改變，舌苔多黃或黑。

此外病不在表，又不在裡，介乎表裡之間的，叫半表半裡證。其主要症狀是寒熱往來，治宜和解法。表與裡有時也可以同時得病。如表證未解，邪已傳裡的外感病；原有內傷又新得外感病等。

乙、寒熱：

寒熱是指疾病的性質。

「陽勝則熱，陰勝則寒」，寒、熱實質上是陰陽偏盛偏衰的一種具體表現。

寒證：有表寒與裡寒之別，這裏介紹裡寒：怕冷、手足冰涼、口淡不渴、喜熱飲、小便清長、大便稀溏、面色青白、舌質淡白、舌苔白潤或黑潤、脈象沈遲。

熱證：有表熱與裡熱之別，這裡介紹裡熱：發熱、惡熱、煩躁、口渴、喜冷飲、小便短赤、大便秘結、面色紅、舌質紅、舌苔乾黃或乾黑、脈數。

寒證與熱證也能同時出現。例如惡寒發熱、無汗、頭痛身痛、氣喘煩躁、口渴、舌紅苔黃、脈浮緊，叫表寒裡熱。

此外還有表熱裡寒，上熱下寒、下熱上寒等證。

又有臨床上經常可以碰到一些本質是熱證而表現為寒象，或本質是寒證而表現為熱象的情況，這叫真熱假寒或真寒假熱。如果不能抓住本質，就會被假象所迷惑，而致誤診、誤治。

丙、虛實：

虛實是指正、邪的盛衰。

一般說來，虛指正氣不足，抵抗力減弱；實指致病的邪氣盛和邪正相爭劇烈。

虛證：多發生於重病、久病之後，身體虛弱，正氣不足。表現為面色蒼白，精神萎靡、疲倦乏力、心悸氣短、自汗、盜汗、舌嫩無苔、脈細弱無力等。

虛證有陰虛、陽虛、氣虛、血虛、五臟虛之別。

實證：一般實證多屬新起，病勢較凶。這是由於一方面邪氣盛，另一方面由於機體抗病機能旺盛，邪正雙方鬪爭劇烈的結果。

實證也分寒熱，如肺膿腫、發熱口渴、喘咳胸痛、濃痰壅盛、舌紅苔黃厚、脈滑數有力，是裡熱實證。

臨床上常有虛中夾實，實中夾虛，虛證與實證同時存在的情況。

又有疾病的本質是虛證而臨床表現像實證的叫假實。疾病的本質是實證，而臨床表現像虛證的叫假虛。

丁、陰陽：

表與裡，寒與熱，虛與實，一般可以用陰陽兩綱再加以概括，即表、熱、實屬於陽證，裡、虛、寒屬於陰證。

因此，陰陽是八綱的總綱，一切病證，都可以歸納為陰證和陽證兩大類。

陰證：一般表現為精神萎靡，面色暗晦，身寒肢冷，臥喜踡縮，氣短懶言，語聲低微，喜靜，不渴或喜熱飲，腹痛喜按，大便稀溏，小便清長，舌質淡嫩、舌苔潤滑、脈象多沈遲細弱等。

陽證：一般表現為精神亢奮、面色發紅、身熱肢溫、臥喜伸展、氣粗多言、語聲洪亮、喜動、口渴或喜冷飲、腹痛拒按、大便乾結、小便短赤，舌質紅絳堅老，舌苔黃燥，脈象多洪數有力。

陰虛：指陰分不足。「陰虛生內熱」。常說的虛熱即指此。

陽虛：指陽氣不足。「陽虛則生寒」，一般說的虛寒即指此。

此外，還有亡陰、亡陽兩證，是指在高熱大汗、劇烈吐瀉、失血過多等陰液或陽氣迅速大量亡失的情況下出現的危重證候。這時，應該及時做出正確診斷，積極進行搶救。

總的來說，症狀的出現，常常不是單純的或典型的。很多情況是表、裡、寒、熱、虛、實錯綜複雜地存在的。

另外，在疾病過程中，由於人體抗病能力的改變，症候也可以互相轉化的。一般地說，表證入裡，是病在加重，裡證出表，是病在減輕；熱病變寒，表示正氣衰，寒邪化熱，表示邪氣實；實證轉虛證，是壞現象，虛證轉實證是好現象。總之，陽證轉為陰證，表明病情惡化，陰證轉為陽證，表明病情好轉。

八綱變證，就是分析發病的部位、性質以及邪正力量對比的情況，所有這些不僅是中醫認識疾病的基本方法，而且也是治療用藥的依據。

（三）溫病條辨

溫熱病指外感六淫癘氣所引起的以發熱為主要特徵的急性病，即包括各種傳染性及非傳染性的急性發熱病。

溫熱病的辨證，歷來有六經、三焦、衛氣營血三種，它們各有長處，也各有短處。茲先介紹衛氣營血辨證。

衛、氣、營、血原是人體正常結構功能的一部份。但在患溫熱病後，衛、氣、營、血都會先後發生相應的病理改變，而且有一定的規律，於是人們就借用衛氣營血來概括溫熱病四個不同階段的證候類型，借以說明溫熱病發展過程中病位的深淺，病情的輕重，病勢的進退，為溫熱病的治療提供依據。因此，這裏所講的衛、氣、營、血的含義與生理上的含義不同。

這是清代名醫葉天士治療溫病的辨證綱領，它表示著病變淺深的四個不同層次。一般地講，外感溫病的發展規律是從衛傳氣、傳營、傳血，也就是由外向內發展。

伏氣溫病一開始就出現血、營的症候，而由內發外。

衛氣營血的辨證有以下四個要點：

甲、辨別病變部位：

溫熱病的衛分病相當於八綱辨證的表證；氣、營、血分病相當於八綱辨證的裡證。

衛分病多侵犯肺衛、四肢、頭面鼻喉；氣分病多侵犯肺、脾及胃、大腸、膽等；營分病多侵犯心與肝；血分病多侵犯心、肝、腎。

乙、區分病程階段：

把溫熱病分為衛、氣、營、血四個階段。

衛分病的特徵是發熱惡寒，頭痛、舌苔薄白、脈浮或浮數；氣分病的特徵是壯熱（高熱）不惡寒、汗出、口渴喜飲、舌紅苔黃，脈洪數或沈實；營分病的特徵是發熱，夜間更高，煩躁，神志半昏沈，譫語，口不甚渴，或見皮膚上隱現斑疹，舌絳少苔或無苔，脈細數；血分病的特徵是在營分病特徵的基礎上更見神志不清，或躁擾發狂，皮膚斑疹明顯，甚至見吐血、便血、尿血等出血之症，舌質絳或紫而乾，無苔，脈沈細數等。

丙、認識轉變規律：

溫熱病的發生，一般先從衛分開始，按著衛分↓氣分↓營分↓血分的順序，由表及裏，由輕到重，這是一般的傳變順序。

有時不一定按這順序出現，而是一發病就在氣分，甚至在營分、血分；或由衛分直接傳至營分、血分；或兩分兼病，或病已傳入營分、血分，而衛分、氣分之病仍在，即衛、氣、營、血同病。凡此種種，皆取決於人體的抵抗力、反應性及病邪的性質，有時亦與治療，護理當否有關。

丁、確定治療方法：

衛分病宜解表，氣分病宜清氣，營分病宜清營泄熱，血分病宜涼血解毒。

下面介紹溫熱病各個階段的辨證：

（甲）、衛分病：

衛分病是溫熱病的初期階段，其特徵是：發熱惡寒，頭痛身痛，舌苔薄白，脈浮。

由於發病的季節、病邪性質以及人體反應性的不同，衛分病可分為下述五種類型：

子、風溫表證：

主證是具有衛分病的特徵，但發熱重而惡寒輕，並有鼻塞流涕、咳嗽、口微渴、舌邊尖稍紅，脈浮數。

丑、暑溫表證：

具有衛分病的特徵，並有身重脘悶，無汗或微汗，舌苔白膩，舌質稍紅，脈濡數。

寅、濕溫表證：

具有衛分病的特徵，並有頭脹重，肢體沈重，關節酸痛，舌苔白膩，脈濡緩。

卯、秋燥表證：

具有衛分病的特徵，並有乾咳、口乾、咽乾、鼻乾、舌苔薄白而乾，脈浮而細。

辰、風寒表證：

本證相當於八綱辨證中的表寒證，也就是六經辨證中的太陽病。多發於冬寒季節，由於風寒邪氣侵襲衛表所致。

（乙）、氣分病：

氣分病是溫熱病的第二階段，它的特徵是發熱較高，不惡寒，口渴，舌紅苔黃，脈數。

病邪侵入氣分，邪氣盛而正氣亦盛，氣有餘便是火，故出現氣分熱證。

除濕溫外，各型衛分病傳入氣分後都化為氣分熱證，可以不再區分風、寒、涼、燥。臨床常見的氣分病有以下六型：

子、氣分熱盛（熱在氣分）。

丑、痰熱阻肺（痰熱壅肺）。

寅、胃腸實熱（熱在胃腸）。

卯、氣分濕溫（裡熱夾濕、濕熱內鬱。）

辰、氣衛同病：

具有氣分病的特徵，同時又有惡寒身痛等衛分病證的，叫氣衛同病。

巳、半表半裏：

寒熱往來，胸脇滿悶，噁心、食慾不振、心煩、口苦咽乾、目眩、舌苔白、脈弦。

（丙）、營分病：

一般由氣分或衛分傳來，但也有一發病即在營分的，治療及時，可以透熱轉出氣分。營分病進一步侵犯心與肺，可出現熱入心包和熱動肝風的症狀。型態如下：

子、營分病（熱在營分）。

丑、衛營同病：

營分病兼有頭痛、身痛、惡寒等衛分症狀叫衛營同病。

寅、營氣同病：

營分病，如出現氣分證及舌絳而有黃白舌苔的，就是氣營同病。

卯、熱入心包：

主證除具有營分病的特徵外，並伴有不同程度的意識障礙，如表情淡漠、語言艱澀、反應遲鈍、幻聽幻視、抓空摸床、神昏譫語、甚至深度昏迷、大小便失禁等；舌絳，脈滑細數。

辰、熱動肝風：

主證高熱，躁擾不安，抽搐，或四肢拘急，項強，角弓反張，舌不正舌顫，脈弦數，舌質紅或絳，有時伴有昏迷。

（丁）、血分病：

血分病是溫熱病的危重階段，此時病邪仍盛而正氣已衰。

型態如下：

子、血分病（熱在血分）：

主證高熱，出血，皮膚出現紫黑斑疹，狂躁，譫妄或神昏，抽搐，舌質絳紫，無苔，脈細數。

丑、表裡熱毒（熱毒內盛）：

主證寒戰高熱，頭痛劇烈，視物模糊，全身劇烈疼痛，呼吸困難，躁擾不安，譫妄狂躁，甚至神志不清或抽搐，有的可伴有吐血、咯血、衄血或尿血、便血，皮膚出現紫黑斑疹，舌絳，舌苔焦黃起刺，脈洪大而數或沈細而數。此症多由瘟疫熱毒充斥表裡，衛氣營血俱病所致。

（四）六經與三焦

甲、六經辨證

六經包括太陽經、陽明經、少陽經、太陰經、少陰經、厥陰經，原是經絡的名稱。以後借用它來概括傷寒病發展過程中六個階段的變化，成為傷寒辨證論治的綱領。

子、太陽病

太陽病主要分「經證」與「腑證」兩類。

太陽經證是病邪侵犯肌表，又分「中風」與「傷寒」兩種，中風為表虛，傷寒為表實。

太陽病「中風」，證見發熱惡風、汗出、頭項強痛，脈浮緩，治療用解肌發表之法，以桂枝湯為主方。

太陽病「傷寒」，證見惡寒發熱，無汗、骨節疼痛、脈浮緊，治療用發汗解表之法，以麻黃湯為主方。

太陽腑證，是因表邪不解，內傳「膀胱」引起。

如證見發熱惡風，小便不利，清渴或水入即吐的，是膀胱「蓄水」證；如證見少腹硬滿，小便自利，如狂發狂的，是膀胱「蓄血」證。

丑、陽明病

陽明病由太陽傳經而來、表現為胃腸實熱，分兩個類型。

高熱、大渴、出汗、脈洪大者，是陽明經證；用清裡熱法，以白虎湯為主方。

潮熱、出汗、腹滿而硬、大便秘結、譫語神昏、循衣摸床、脈沉實者，為陽明腑證，用通腑瀉熱法，以大承氣湯為主方。

寅、少陽病

少陽病的主要症狀為寒熱往來，胸脇滿悶，心煩喜嘔，口苦咽乾，目眩，舌苔白，脈弦。

病在太陽與陽明之間，稱半表半裡膽熱證候，治療用和解表裡法，以小柴胡湯為主方。

卯、太陰病

太陰大多是從三陽病傳變而來，也有從外直中太陰。

外邪入裡，化為寒濕，證見四肢倦怠，肌肉煩疼，脘腹脹滿、不思飲食、大便溏泄、口不渴、舌淡苔白、脈緩。

太陰病為脾虛寒濕，治療用溫中散寒法，以理中湯為主方。

辰、少陰病

少陰病可由他經傳來，也可直中，為心腎虛衰嚴重階段。

主要症狀為無熱惡寒，脈微細，但欲寐（欲睡不得，似睡非睡），四肢厥冷，小便清長，治用回陽救逆法，以四逆湯為主方。

巳、厥陰病

厥陰病的主要症狀是四肢厥冷，寒熱交錯，下痢吐穢，口渴咽乾，吐蛔。

這是傷寒後期，肝與心包病為主，病情比較複雜的證候，治療要溫清並用。如屬蛔厥者，可用烏梅丸之類。

傷寒病的一般傳變規律是：陽經多從太陽經開始，然後傳入陽明或少陽；如正氣不足，也可傳入陰經。

陰經多從太陰開始，然後傳入少陰、厥陰。

但病既可發於陽，亦可發於陰，既可順經而傳，亦可越經而傳（如太陽病可傳太陰）；可兩經合病（如太陽、陽明合病）或併病（如太陽、少陰同病）。

六經辨證是漢代醫學家張仲景氏根據內經的理論指導，結合自己實踐經驗而創立的一種辨證方法。這種方法是觀察一切外因病變發展的規律，它的應用範圍很廣。

張仲景著的這本書就叫傷寒論，是中醫經典之作；因此有醫聖之稱。

乙、三焦辨證

三焦辨證是借三焦之名來概括溫熱病發展過程中的三種證候類型。

它是清代溫熱病學家吳鞠通所創，作為辨別症候淺深輕重的分類，屬於症候分類方法的範圍，和臟腑部份所說的三焦，根本不同。

三焦辨證在臨床上是代表溫熱病的初、中、末三個時期以及疾病的整個發展過程。茲分述如下：

子、上焦症狀：

溫病初起，始於上焦，病在手太陰肺經，脈不浮不緊而動數，兩寸特大，尺膚熱，頭痛、微惡風寒，身熱自汗，口渴或不渴而咳，午後熱重。如果逆傳手厥陰心包經，便會出現舌色絳赤，煩躁口渴、神昏譫語、夜寐不安等現象。

這是溫熱病的早期，相當於衛分證候及傳營血的證候。

丑、中焦症狀：

是溫熱病中期的症狀，包括足陽明胃經和足太陰脾經的病態反映。大凡發熱、不惡寒、但惡熱，日晡熱甚，面目俱赤，呼吸氣粗，大便秘，小便澀，舌苔老黃、甚或黑有芒刺，是屬中焦足陽明胃經的症狀。

如果身熱不怎麼厲害，午後較重，神識如蒙，舌苔白膩，脈緩，頭脹身重，胸悶不飢，泛噁欲嘔，小便不利，大便不爽或溏瀉，這是中焦足太陰脾經的症狀。

這是溫熱病的極期，相當於氣分證候。

寅、下焦症狀：

是溫熱病末期的症狀；包括足少陰腎經和足厥陰肝經的病態反映。大凡發現面赤、身熱、手足心熱、心煩不寐、唇裂口燥、咽痛、下痢、耳聾等症的，屬於腎陰內涸的症候。

如果發現熱深厥深、心中憺憺（心跳）、手足蠕動（冰冷）、甚則瘈瘲等症，屬於肝風內動的症候。相當於血分證候。

總的來說，三焦的症候分類：溫熱病初起，多在上焦，所以病輕而淺，若逆傳心包則病情即重；順次傳到中焦，病邪已經深入；若病到下焦，則為最嚴重的階段。

三焦辨證認為，溫熱病首先是侵犯上焦，並由上焦向中、下焦傳變。

震篇：診斷與脈理

（一）四診心法

中醫診斷包括望診、聞診、問診、切診四種方法，簡稱四診。

透過四診，瞭解患者疾病的現狀和病歷，將這些資料加以分析綜合，作為辨證論治的依據。

古人說：「望而知之謂之神，聞而知之謂之聖，問而知之謂之工，切而知之謂之巧。」意思就是說，經驗豐富和技術高明的醫生，無論從那一個方面，都能很正確的診察出疾病的原因與狀況。

茲簡單說明如次：

甲、望診：

透過觀察神、色、形、態來瞭解一般狀況，通過看舌的變化來進一步幫助判定疾病的性質。

三歲以下的小孩，還可以看指紋來輔助診斷。

子、一般狀況說明：

日、神色：

精神萎靡，目光無神，面部表情呆滯，面色暗晦無光，表示正氣已傷。面色蒼白枯槁、唇淡，多為血虛；面色萎黃，多為脾虛；久病面色暗黑，多為腎虛；兩顴潮紅，午後發熱，多為陰虛內熱。

小兒顏面及唇周發青，多為肝風。在各種病色之中，明潤者病較輕；暗晦者病較重。溫熱病或小兒急慢驚風，眼球運動不靈活，時而固定，或上視，直視，邪視等，多屬肝風內動或痰熱壅閉所致，是小兒驚風的症狀之一。小兒病中，哭而無淚，鼻孔乾燥無涕的，多是重症。鼻色蒼白，為氣血虛弱。

月、型態：

體形消瘦，肢體倦怠，皮膚枯燥，是氣血虛弱。

虛胖食少，為脾虛有痰；形瘦食少，為中氣虛弱；形瘦食多，為中焦有火；全身皮膚、鞏膜發黃，為黃疸。

黃色深，鮮如橘皮，發熱，為陽黃；黃色暗淡如煙薰，無熱或低熱，為陰黃。

全身浮腫，發病迅速，肢節痠重，或兼惡寒怕風，是水氣內停，風邪外襲；身重，精神特別困倦，為濕重；腰酸肢冷，面色灰暗，為腎陽虛。

下肢浮腫，面色萎黃，食慾不振，腹脹，大便稀爛，為脾陽虛。皮膚出現斑疹，多為內熱，在溫熱病中是熱入血分的重要標誌。

斑疹色鮮明紅潤者，為病情較輕，暗晦者，為病情較重。

丑、舌診：

舌診是中醫診斷的重要部份。從舌診中可以瞭解臟腑的虛實，氣血的盛衰，津液的盈虧，外邪的性質，因而在一定程度上有助於判斷疾病的性質、深淺和預後。

病之屬寒屬熱、陰虛陽虛，都能較明顯地從舌象上反映出來。

日、舌質：即舌體。

它與各臟腑都有密切聯繫。

從舌體部位上來說：舌尖主要反映心、肺的病變，如舌尖紅為心火上炎；舌邊主要反映肝、膽的病變，如舌邊有紫斑為肝鬱；舌中部主要反映脾、胃病變；舌根部主要反映腎的病變。

臨床上觀察舌質，是從顏色、潤濕度、形態和動態四個方面來分析它的變化。

月、舌苔：

正常舌苔是由胃氣形成，其狀薄白，光澤而潤。病時舌苔就會發生種種變化。診斷主要從顏色、津液、厚薄等方面來觀察舌苔，但要注意排除假象，因有些飲食物或藥物可使舌苔變色，如吃橄欖、烏梅可致舌面染成黑色。

乙、聞診：

包括聽聲音和聞氣味兩個方面：

子、聽聲音：

病人講話聲音比較響亮的，是熱症、實症；講話聲音細小而低沈的，多是寒症、虛症。

久病失音是虛症，暴咳、音啞是實症；一陣陣咳嗽後有回聲的是百日咳；突然劇烈咳嗽，以致喉痛聲嘶的，多為實熱；久咳氣弱聲啞的，多屬肺虛。

呼吸喘促氣粗的，多屬實症、熱症。
呼吸微弱無力的，多屬虛症、寒症。
喉間發生拉鋸聲的是痰喘；如有鼾聲，多是中風症。
嘔吐厲害，聲音很大的是實熱症；嘔吐而聲音微弱的是虛症。

丑、嗅氣味：

口臭是消化不良。
口噴臭穢，是胃中有熱。
傷食、停食多發酸臭味。
腐臭是口腔糜爛。
噯（嗌）氣沒有酸味是胃弱。有腐臭氣味是停食不化。臭氣特別嚴重的，應考慮內部是否有化膿病變或癌症。
久咳而口氣腥臭的，應注意是否結核病。
大便酸臭的，為腸中有熱；便稀而腥臭的，多為虛寒。
小便黃濁有臊味是濕熱。

婦女帶下臭穢，黃而質稠的，多屬熱毒；帶下腥臊色白而質稀（淡）的，多屬寒濕；白帶奇臭的，應注意是否子宮癌。

丙、問診：

問診的內容，大致與西醫相同，要瞭解患者的主要病痛所在，發病的時間、原因、經過、既往治療情況（包括服藥後的反應），既往病史，以及病人的生活習慣、飲食愛好、思想情況、家史等。

中醫問診有它獨特之處，過去有人把問診的要點概括成「十問」歌訣：「一問寒熱二問汗，三問飲食四問便，五問頭身六胸腹，七聾八渴俱當辨，九問舊病十問因；再兼服藥參機變；婦女應問經帶產，小兒當問麻疹斑。」可資參考。

丁、切診：

包括切脈和對四肢、軀幹部份的觸診。

子、切脈：

中醫對脈象的辨認是非常細緻的，一般分廿八種脈象，作為臨床診斷的一個重要方面，此部份留待下章詳述。

丑、觸診：

主要有：觸按胸腹以瞭解軟硬、有無壓痛、包塊；觸按四肢關節以診察有無骨折、脫臼；觸皮膚以知溫涼；循經脈切按以瞭解有無病理反應物等。

（二）如何把脈

中醫是如何把脈的？

這是一個有趣的問題，其實也沒有什麼大學問。

通常把脈的部位是放在寸口處（即兩隻手腕後，靠拇指一側的橈動脈處。）

而中醫將寸口劃分為寸、關、尺三個部位。以手掌後的高骨為標誌，關部對著掌後高骨，關部之前叫寸部，關部之後叫尺部。兩手寸、關、尺共為六部，用以分候所屬臟腑經絡的生理、病理反應。如「左手寸部候心和膻中，左手關部候肝和膽，左手尺部候腎、膀胱、和小腸；右手寸部候肺和胸中，右手關部候脾和胃，右手尺部候腎、命門和大腸。」中醫的診脈方法是用一隻手的食指、中指、無名指的指腹（尖）分別按住在病人的寸、關、尺三個部位上。因為寸口劃分為三個部位，所以用三個指頭分別按於三個部位上。

而人的手指頭中，中間的三隻指頭比較齊整，所以，很自然的就取中間三隻指頭來把脈。

把脈時先讓病人平靜，取坐位或臥位，病人手向上平放，醫生先用中指（如病人伸左手，醫生便用右手；病人伸右手，醫生便用左手。）按關的部位，再將食指和無名指分別按在寸、尺兩個部位。

因病人手臂有長短的不同，三指之間的距離也應有不同。病人手臂長的，三個指尖要放得疏一些；病人手臂短的，三個指尖要靠近一些。小兒寸口脈短，只能以一指診三部。

切診時需要用不同指力仔細候測，輕手觸知稱為浮取（或稱舉），稍用力為中取，重按為沈取（或稱按），有時還需移動手指尋找才能獲得較明顯的感覺（稱為尋）。

一般按脈，多是先輕按後重按。診脈時，醫生要保持平靜，並把自己的呼吸調整好。每次脈診的時間，一般不得少於一分鐘。（因內經有脈「五十動而不一代者，五臟皆受氣。」之說，故診「脈不滿五十動而一止，一臟無氣。」之代脈——有四十動一代、三十動一代、二十動一代，甚或不滿十動一代者，便須診五十動以上，方可診出有病之代脈。代即止的意思，因一臟之氣衰，而他臟之氣代至，故稱代脈。）

（三）脈何能把？

寸口之脈不過是人體動脈淺在的地方之一，西醫以為脈搏是心臟唧筒作用的搏動波；何以同是一條脈管，而且在這小小的方寸之地，硬要分成三截，又能分別代表不同的臟腑而診病呢？

這是一個很有意義而且見仁見智的問題。不只是西醫不相信中醫這一套脈法，在中醫界對脈法的看法亦頗不一致。

人體動脈淺在的地方相當多，在古代的診脈，有三部九候之說，切脈遍及頭、手、足。後來「難經」一出，獨取寸口，因方便故大行於後世。難經以為「寸口者，脈之大會。人一日一夜，脈行五十度，周於身。榮衛，行陽廿五度，行陰廿五度，為一周，復會於手太陰。寸口者，五臟六腑之所終始，故法取於寸口也。」

章太炎說：「寸口三部，其血管則一耳，寸之浮，關之平，尺之沈，以肌肉厚薄使然。因以浮者候心肺，平者候肝脾，沈者候兩腎及腹，其取義若是矣。及其病也，遲、數、浮、沈、大、小之度，詭於恆時，而三部亦有錯異，或乃一臟病劇，則一部獨應，此固非古人虛說，今世醫師，人人皆得驗而得之，實徵既然，不能問其原也。脈本屬心，而他臟腑之病，亦可形之於脈，實徵既然，亦不能問其原也。」此說以為事實有據，原因難明。

唐容川說：「細按手脈，至魚際上，則脈不見動，至尺澤下，脈亦不見動，蓋脈雖一條，而有分散合聚隱見之別。寸口者，脈之大聚會處，為營衛相會之要區。

故即以此診諸病。脈管內屬血分，脈管外屬氣分。遲數是脈管中事，浮沈是脈管外事。至於脈之前後，又分寸為陽，尺為陰。蓋手脈既屬脈之都會，自有部份之別。陽外陰內天地不易之理，凡主表主上主氣，屬陽者，皆診於寸；主裡主血主下，屬陰者，皆診於尺也。」此說根據難經之義而發揮之。

其實中醫之切脈法只是四診之末，所謂「切而知之謂之巧」，只是一種技巧而已；要正確的診脈，必須配合症狀，所謂脈證合參者。張仲景的平脈辨證，在臨床上是脈與證分不開的，而且是相依為用的（見任應秋所著脈學十講）。

至於說為什麼寸口這小小的方寸之地，怎樣分別它有臟腑的不同呢？這個問題，我們只要能領會到中醫在這裡所稱的某臟某腑是指臟腑生理功能的外在表現和病變反應，並不是指某臟某腑的實質就可。六脈分配臟腑，和舌苔分屬臟腑的部位一樣，是中醫臨床上長期積累的一種經驗。

如果虛心認真地體會，就可以知道寸關尺三部脈象，的確有所不同。況且中醫所注重的是整體觀念，從部分可以窺見全體，所謂「見微知著」者。

脈搏雖屬心臟的搏動作用，但血與氣有關，氣血又與營衛不可分，而心臟本身的搏動，又與氣血的強弱有關，所謂「牽一髮而動全身」者，又何不能從脈搏的變化而見出各臟腑之病變呢？

中醫本身是一種藝術，脈診自不例外，故脈法雖有「在心易了，指下難明」之說，而「神乎其技」固「在乎其人」也。因此有「脈學三指禪」之說出焉。

（四）脈把如何？

茲扼要說明二十八種脈象和主病。對脈象的特點可從脈位的高低，脈搏的頻率、節律、強弱、大小、勢態等方面來認識。

正常的脈象是一次呼吸（一息）平均脈跳四至五次（大體相當於每分鐘七十二至八十次），不浮不沈，不大不小，均勻和緩，稱為緩脈。

甲、浮脈與沈脈：

子、脈象特點：

浮與沈是脈位高低相反的二種脈象。浮脈位高，輕按即有明顯感覺，用力稍重反覺脈搏減弱；沈脈位低，輕按不能察覺，稍用力也不明顯，需重按才能摸清。

丑、主病：

浮脈表證。浮而有力是表實；浮而無力是表虛。如外感病惡寒發熱，無汗，脈浮緊，是表寒實證；外感病發熱，汗出，惡風，脈浮弱，是表寒虛證。

但體質虛弱者，外感病時脈常不浮。急性傳染病初期多見浮脈。

沈脈裡證。沈而有力為裡實；沈而無力為裡虛。如咳嗽無力，痰稀白，氣短，面色白，食少倦怠，脈沈弱，是肺氣虛，屬裡虛證。

乙、遲脈與數脈：

子、脈象特點：

遲與數是脈搏快慢相反的二種脈象。

遲脈一息三至；數脈一息五至以上。

丑、主病：

遲脈主寒證。浮而遲是表寒；沈而遲是裡寒；遲而有力為冷積實證，無力為虛寒。如腰酸腿軟，黎明前腹痛泄瀉，舌淡潤，脈沈遲無力，是腎陽虛，屬裡虛證。

數脈主熱證。數而有力為陽盛；數而細弱為陰虛內熱。如面赤、咽乾、心中煩熱、脈數有力，這是心火旺，屬陽盛之證。口爛齦腫，食不消化，脈細數，是胃陰虛，虛火上炎，屬虛熱。

丙、虛脈與實脈：

子、脈象特點：

虛與實是脈的搏動力量強弱相反的二種脈象。

虛脈是浮、中、沈取均無力，按之虛軟；實脈是浮、中、沈取均有力，按之堅實。

丑、主病：

虛脈主氣血俱虛。浮虛是傷暑。

實脈主實證。高熱，狂躁不安，大便秘結等都可出現實脈。實而滑是頑痰凝結，實而弦是肝氣鬱結。

丁、滑脈與澀脈：

子、脈象特點：

滑與澀是脈的勢態相反的二種脈象。

滑脈，脈的來去很流利，指下有圓滑之感；澀脈，脈的來去澀滯，欲來而未即來，欲去而未即去。

丑、主病：

滑脈主痰濕、宿食。如咳聲重濁，痰多而白，易咯出，胸悶食少。舌苔白膩，脈滑，這是痰濕咳嗽。

懷孕也常見滑脈。

澀脈，主血少、氣滯、血瘀等。如貧血、中風（偏癱）、冠狀動脈性心臟病，可出現澀脈。

戊、洪脈與細脈：

子、脈象特點：

洪與細是脈形大小和脈勢相反的二種脈象。

洪脈形大且來勢盛，有如洪水之洶湧，浮取明顯；細脈則細小如線狀，來勢不盛，重按時指下明顯。

丑、主病：

洪脈主熱盛。如溫熱病氣分熱盛，出現高熱、煩渴、大汗、脈洪大等症。

熱盛傷陰，陰虛於內而陽浮於外時，也可見洪脈。

細脈多為虛證。諸虛勞損，均可見細脈。但在濕氣下注，濕邪阻遏脈道時也可出現，這不是虛證而是實證。如面色蒼白，唇舌淡白，頭暈目眩，心悸、倦怠、脈細，是血虛。大便膿樣，神倦食少，腹脹，四肢不溫，脈多弦細而緩，是寒濕痢病，屬實證。

己、弦脈與緊脈：

子、脈象特點：

弦脈與緊脈的共同點是寸關尺三部的脈波連成一氣，故三指下的感覺呈緊張的條索狀。所不同的是，弦脈像按在琴弦上；緊脈則像按在拉緊的繩索上，脈勢緊急，應指有力，弦脈無這種繃急之勢；在脈形上緊脈比弦脈大。

丑、主病：

弦脈主痛證、風證、瘧疾、痰飲。

陰虛陽亢，多見弦脈，如高血壓的肝陽偏亢型，脈多弦而有力；肝陰不足型，則脈多弦細。肝胃不和（證見胃痛連脇，噯氣、易怒），脈多弦。

肝病、十二指腸潰瘍、膽囊炎、月經不調、子宮頸癌、腎臟疾患等均見弦脈。

緊脈主寒證、痛證。外感風寒時脈浮緊；裡寒時脈沈緊。如痺證中的寒痺，肢體關節疼痛劇烈，痛處固定不移，得熱痛減，脈多弦緊。動脈硬化時也可能見緊脈。

以上十二種脈象在臨床上較常見。還有幾種較少見的，如促、結、代脈，這三種脈象都表現為脈的節律不齊，有間歇。

促脈：脈數而有不規則的間歇。主實熱、氣滯血瘀。

結脈：脈緩而有不規則的間歇。主陰盛氣結，寒痰瘀血。

代脈：脈的快慢正常，但見有規律的間歇，歇止後復來時稍遲。主臟氣衰微、驚恐、跌撲損傷，此外，大吐大瀉及分娩後也可見此脈。

促、結、代脈可見於各種心臟病，如風濕性心臟病，冠狀動脈性心臟病等。

濡脈：浮小而軟，如綿在水，輕按即得，重按即沒。主濕、主虛。如水腫、氣血虛弱等可見之。

弱脈：沈小而軟，主氣血不足。

微脈：極細極軟，似有似無，起落模糊。主虛極，久病見此脈是危重證候。

大脈：脈形較正常大，但無洪脈的洶湧之勢。主邪盛。大而無力則為虛證。

芤脈：浮大而中空，有邊無中，如按蔥管。主大失血。再生障礙性貧血患者也常見此脈。

伏脈：沉而按之著骨始得。主病邪深沉在裡之症。

牢脈：沉而堅實。主病是堅積寒實之症。

動脈：數而在關，無頭尾，短而動搖。主病是崩中脫血，驚症、痛症。

疾脈：脈來急疾，一息七˙八至，脈形非常躁急。主病是陽邪亢盛，真陰欲竭的危險徵兆。

長脈：脈來迢長，如循長竿，過於本位。主病：如果長中帶緩，這是體力強盛，健康無病的象徵，如果長而堅實，應考慮是火熱壅實的實脈。

短脈：應指即回，不能滿部。主元氣虛少，素體衰弱。

散脈：至數不齊，按之浮亂。主腎氣衰敗。

以上除了正常健康人的脈象為緩脈，又叫「平脈」以及「廿六種」一般和「平脈」相出入的叫「病脈」之外，尚有一種脈象奇怪，和平脈、病脈都不相同的叫

「怪脈」。而因怪脈是一種生機已絕，病人將要死亡時所出現的脈象，所以又叫「絕脈」。古人將怪脈歸納為七種，因此稱「七怪脈」，並因其形狀而取名，如下：（以七政代數）

日、雀啄。月、屋漏。水、彈石。木、解索。火、魚翔。土、蝦游。金、釜沸。我們不難從名相上得知其形狀。這些名相都用比喻法來描寫。

臨床上脈象以兼脈為多，單一脈象者較少。總的情況有以下三種：

甲、一種脈象單獨出現。

乙、二、三種脈象相兼，常見的兼脈如浮數、浮緩、浮緊、沈遲、沈弦、沈細、弦細、細數、滑數、弦細數等。

兼脈的主病常相當於各脈主病的綜合，如沈主裡，遲主寒，沈遲為裡寒。

丙、病脈單獨出現在某一部，如頭痛可見寸部獨浮，其餘正常。

在脈與病的關係上，亦有一脈主數病或一病見數脈的不同情況。如弦脈主痛、主風、主瘧疾；又如寒證可見遲或緊等脈象。

（五）脈如何把？

切脈的時間，一般是有病便診，這是對的，在古人則以「平旦」（早晨）最好。內經素問脈要精微論曰：「黃帝問曰：診法何如？岐伯對曰：診法常以平旦，陰氣未動，陽氣未散，飲食未進，經脈未盛，絡脈調勻，氣血未亂，故乃可診有過之脈。」平旦切脈固然好，但不能把每個病人，不分緩急的都固定在平旦來診斷。至於在具體診脈時，則有幾點應當注意：

甲、常中有變：

正常脈象（緩脈）是一息四、五至，不浮不沈，均勻和緩。但這是相對的，由於機體內、外環境的影響，可以出現一些生理變動。如飯後脈較有力，劇烈運動後脈常洪數，飲酒後脈多數，遠行之後脈急疾。勞動者脈多大而有力，運動員脈多遲。胖人脈常沈細，瘦人脈常浮大。婦女脈較細弱，而月經來潮常見左手關脈、尺脈變洪。小兒脈較數軟，五歲以內一息六至為正常。老人脈常較硬。

由於解剖位置上的變異，橈動脈行走在腕部橈背側的，叫「反關脈」。當診脈發現脈搏異常沈細或不能觸及時，要考慮是否為反關脈。

病脈與平脈區別的關鍵是「胃、神、根」三方面。脈不浮不沈，均勻和緩，是有胃氣；脈來柔和之中有力，是有神；沈取脈仍明顯，是為有根。凡脈有胃、神、根就是健康之脈。疾病嚴重時，也常以胃、神、根三者來推斷預後的好壞。

同時脈象與氣候季節也有一定的關係，如春天脈微帶弦，夏天脈稍洪大，秋天脈常浮，冬天脈常沈，所謂「春弦、夏洪、秋毛、冬石」者，這也屬於平脈。

乙、執簡馭繁：

廿八種脈象是中醫在反覆實踐中總結出來的經驗。為了便於學習，可從兩個方面加以概括，以達到執簡馭繁的目的。

子、大體上可以這樣認識，脈象是由脈的位置、速率、強度、形態、節律等條件決定的。一般從脈搏位置的深淺可以分浮、沈，從脈搏的速率可以分遲數，從脈搏的強度可以分虛、實，從脈搏的形態分弦、滑、洪、細、澀，從脈搏的節律可以分促、結、代等。

丑、按照八綱來研究脈的主病。大體浮脈主表，沈脈主裡；數脈主熱，遲脈主寒；有力的脈主實，無力的脈主虛。通過分辨這六種脈象，大致可以瞭解正邪雙方的情況。

丙、脈證合參：

脈與證相應，這是一般的規律。但在少數場合也會出現脈證不一致的現象，這就需要在全面分析的基礎上，去偽存真，抓住本質的東西來判斷。

如闌尾炎病人，症狀體症已基本消失，但脈仍數，常是炎證未完全消退的指徵，此時應捨證從脈，不要停止治療，以防復發；又如在嚴重的瀉下、失血時反見洪脈，此時應捨脈從證，及早採取措施，以防驟變。有時證未見而脈先變，此時脈象可以作為早期診斷的依據，如外感病早期的浮脈，往往出現在其他症狀之前。

（六）何如把脈？

脈象能不能用儀器測出？若能用儀器測出是否比較正確？

脈象應該是可以用儀器測出的，而且實際上也已經用上，如脈波計、檢溫器、血壓計、心電圖等儀器就是。

根據一些資料報導，有人用脈搏描記器描出幾種不同的脈象。描記所得與切脈所得基本一致。如浮脈是在不施加外壓的情況下即可描得明顯的曲線，施加外壓時（相當於切脈時重按），脈波反而減低（相當於切脈所得舉之有餘，按之不足）；在沈脈則相反，不加外壓時描不出波形，要加相當外壓才能描出曲線（相當於切脈所得重手按至筋骨乃得。）洪脈曲線的特點是波幅特別高，主波陡直上升，很快下降，這相當於洪脈的來盛去衰。弦脈波形的特點是主波上升之後，延續一個短時間才開始下降，故主波頂點是平坦的，相當於切脈時指下如按拉開的琴弦。其他如遲脈、數脈、滑、澀、緊、細、大脈等均可在描記上反映出各自不同的特點。

關於脈象產生的原理也有一些資料。如浮脈的心搏出量是增加的，但其血管彈性阻力反而降低；沈脈，在心電圖上可見電壓降低。遲脈，在心電圖上可見竇性心動過緩；數脈，在心電圖上可見竇性心動過速。虛弱無力的脈多數心搏出量減少，血管阻力降低，血壓較低。弱脈的心電圖電壓降低。細而有力的脈多數是血管阻力增高，但心搏出量減少。

弦脈大多數是心搏出量與血管阻力均增加，但血壓升高的只佔半數，可見弦脈形成的因素比較複雜。有力的脈不一定是血壓升高的。

促、結、代脈主要是心臟本身的病變所形成。在不同病人，結脈在心電圖上可出現四種變化，即房性早期收縮、心房纖顫、室性早期收縮和完全性房室傳導阻滯。代脈或有心房纖顫，或有室性早期收縮，或有右房室束支傳導阻滯等。促脈還兼有心動過速。

唯所該注意者，儀器所得之脈象，只可供參考而已；就是在應用儀器測脈時，有關切脈應注意的事項，仍要注意。而儀器所得的脈象，並不能代表是何病症，還是要通過辨證施治的工夫，反不如用手切脈可以實際針對個別情況來辨別脈症，所謂「應用之妙，存乎一心」者。一位有經驗的醫師，應該是不用測脈器便能診出脈象的。

（此答之資料出自《新編中醫學概要》一書。若能站在「中醫學的整體系統」觀點，而利用現代科學方法加以試驗，應該能更清楚地印證中醫的奧妙，進一步促成中西醫學之匯通的。但先決條件，必須弄通中醫學才有可能。）

巽篇：治療與方法

（一）治療八法

中醫怎樣治療疾病？

中醫臨症最基本的條件，是要懂得「理、法、方、藥」的運用。「理」，是透過四診八綱的辨證，說出所以產生這個疾病的原因和病理變化（病因病機），以及處理意見的理由；「法」，是根據辨證所得出的診斷結論，立出治療疾病的基本法則；「方」，是根據治療法則，制定或選擇適當的、合乎病情的方劑；「藥」，是選擇對症的藥物，靈活地運用到方劑中去。因此，辨證、立法、制方、用藥，是中醫臨症時必須經過的重要步驟。

而立法又是在辨證的基礎上，採取治療措施的先決條件。至於怎樣來立法呢？古人由長期臨床實踐，掌握了辨證規律，從而制訂了所謂「八法」的治療法則。它是針對著「陰、陽、表、裡、寒、熱、虛、實」的辨證八綱，而立出來的「汗、吐、下、和、溫、清、消、補」治療八法。大體來說，病邪在表的用汗法；病邪在裡、在上（屬實）的用吐法；病邪在裡、在中（屬實）的用下法；病邪在半表半裡的用和法；病的性質屬寒的用溫法；病的性質屬熱的用清法；積滯、凝聚屬實的用消法；體力衰弱屬虛的用補法。這就可以說明八法是圍繞著八綱而運用的基本法則。

除了八法之外，在治療疾病時，還有幾個原則必須掌握的（見下題）。茲將八法的具體內容介紹如下：

甲、發汗法：

也叫解表法、解肌法。是利用有發汗作用的藥物，開泄毛孔，驅逐病邪外出的一種治療方法。凡服藥後，能使病人出汗的，都屬於汗法的範圍。汗法具有解表、退熱、止咳、定喘、利尿、消腫、透疹、祛風寒濕等的作用。

臨床應用：主要適用於一切外感表症，也可以應用於具有表症的癰腫、痘疹、水腫早期等。因為病邪侵入人體，大多從毛孔先入，然後由表傳裡。

使用汗法，必須在病邪還沒有傳裡以前，使病邪和汗一併從毛孔排出。汗法可分兩大類：

子、辛溫發汗：

用於發散在表的風寒，主症是怕冷重、發熱輕的表寒症。又用於消泄水腫，主症是上半身水腫較明顯，兼有怕風、發熱的。又用於祛風濕，主症是風濕在表，骨節疼痛等。

丑、辛涼解表：

用于發散在表的風熱，主症是發熱重、怕冷輕的表症。又用于透疹外出，如麻疹初期，疹出不透等。

使用發汗法，有它有利與不利的地方，因此，應注意幾個問題：

（子）、發汗不可多過，過多容易耗傷津液，引起口渴、煩躁不安或體溫突然下降，造成虛脫。當然也不可過少，過少就不能達到驅邪外出的目的。

（丑）、劇烈嘔吐、瀉肚、大出血以後及陰虛、血虛的病人，雖有表症，原則上禁用發汗法，如果必須用時，可以考慮與滋陰養血的藥同用。

（寅）、陽氣虛的病人，雖有表症，原則上禁用，如果必須用時，可以考慮與補氣藥同用。

（卯）、因季節不同，用藥也不同。如寒冷季節不宜多用辛涼藥；夏季出汗多，劑量不宜過大，並對辛溫發汗藥要慎重使用。

乙、催吐法：

是利用藥物能引起嘔吐的作用，引導病邪或有害物質從口吐出的一種治療方法。主要是用來清除停留在咽喉、胸膈、胃脘部的痰涎、停飲、食積和誤食毒物等的一種應急措施。

臨床應用：用於喉科急症，如痰涎阻塞咽喉，妨礙呼吸；暴飲暴食、食停胃脘、不能消化、脹滿疼痛；或誤食毒物，尚在胃部未被吸收時等。催吐法是一種急救的方法，用得適當，收效很快，用得不當，能夠損傷津液或正氣，因此，對於虛弱病人，妊娠，產後，大出血等都不應用此法。

丙、瀉下法：

也叫攻下法。是利用藥物的攻下、潤滑的作用，以清除體內積滯的一種治療方法。常用于大便秘結、實熱積滯、痰飲、瘀血、腹水等症。

臨床應用一般分為三類：

子、寒下：

用於泄熱、瀉火，如熱性病的裡熱症：壯熱、煩渴、頭痛、神昏、譫語、大便秘結，或實火上升，火眼等症。用於制止血熱妄行，如熱盛的吐血、衄血等。又用於消導去積，如飲食積滯，裡急後重等。又排除積水，如水腫實證，二便不通；尤其是胸腹積水，可以施用峻瀉以逐水。又排除誤食有毒的物質等。

丑、溫下：

適用於溫通寒結，如腸中冷積等。

寅、潤下：

也叫緩下。用於久病體虛，津液不足，老年人的大便秘結及孕婦胃腸有積滯者。

使用瀉下法，應注意幾個問題：

（子）、外感表症未解除的，禁用下法。

（丑）、病在半裡而嘔吐的，不宜用下法。

（寅）、病後津液尚未恢復，老年人、體質虛弱和陽氣不足的人，婦女產後大便困難的，宜用潤下法，不可用峻下法。

（卯）、婦女懷孕期和月經期，應慎重使用。

丁、和解法：

是利用藥物的疏通、和解的作用，以消除疾病的一種治療方法。臨床應用如下：

子、和解表裡：

邪在半表半裡，症見寒熱往來，胸脇滿悶，口苦咽乾，心煩喜嘔等的少陽症；或瘟病而有類似瘧疾者。

丑、調和肝脾：

肝氣鬱結所引起的月經不調，胸脇不暢，厭食、倦怠等症。

寅、調和腸胃：

肝氣不舒，影響胃腸失調、肚痛、欲吐、心下痞等症。

使用和解法應注意：病邪在表，或已入裡，而有燥渴、譫語等實證的，就不應使用。因此，和解法既不能用得過早，也不能用得過晚，正好在半表半裡之間。

戊、溫裡法：

也叫祛寒法。是利用溫性或熱性的藥物來達到振奮陽氣、祛除寒邪、溫中回陽等目的的一種治療方法。具有溫中散寒、助陽、止痛的作用，主要適用於裡寒症、虛寒症。

臨床應用：

子、回陽救逆：

用於陽氣將亡之時，是一種急救法。不論什麼原因（包括誤用汗、吐、下法等造成。）凡出現手腳冰冷、怕冷、踡臥、肚痛、食不化，汗出不止，脈沉或微細，出現脫症者，即用本法急救。

丑、溫中散寒：

用於脾胃虛寒，出現胃腸症狀，如神疲倦怠，食穀不化，呑酸，嘔吐，食後腹脹，大便泄瀉；或腎陽虛的五更瀉；或因脾胃陽虛、水濕不化而發生的水腫等症。

寅、溫經散寒：

用於寒氣偏勝，氣血凝滯的痺症；或寒症肚痛、嘔吐清涎、寒氣上衝等症。

使用溫裡法應該仔細辨證，如有實熱現象或陰虛火旺，出現舌質紅，喉嚨乾燥，口裡津液少，吐血、鼻出血、大便下血等症，就不能使用。

己、清熱法：

也叫瀉火法、降火法。是用寒、涼性藥物來治療熱性病的一種治療方法。尤其在表邪完全解除，裡熱熾盛的情況下，津液受到損傷，必須用清熱法來急下存陰。具有瀉火、解毒、生津、涼血、燥濕、祛暑及鎮痙熄風等作用，所以適用于一切熱症。

臨床應用：

子、清熱降火：

用於實熱症、實火症。一切急性傳染病，急性炎症，出現高燒、譫語、昏迷等中毒症狀；也適用喘咳、便秘等症。

丑、清熱解毒：

用於實熱症或熱毒熾盛痛症。如急性傳染病、咽喉炎、癰腫等急性化膿感染症狀。

寅、清熱涼血：

用於血熱症，發熱、譫語、斑疹；或月經過多等出血症。

卯、清熱燥濕：

用於濕熱症、熱性痢疾（菌痢）、黃疸（陽黃），以及化膿性炎症，如瘡癤、癰腫、濕疹、中耳炎、結膜炎等。

辰、清熱滋陰：

用於熱久傷陰、陰虛發熱等症。

巳、清熱袪暑：

用於暑天濕熱症、感冒、傷暑、中暑等症。

午、清熱生津：

用於熱盛、汗多傷津等症。

清熱法所用的藥物多是苦寒的，因此，脾胃虛弱、消化能力不強、大便溏薄的人，以及大病後、產後有熱象者，均慎用。

庚、消導法：

是用消散破積的藥物，以消散體內氣滯、血瘀、血滯、食積、腫塊等病症的一種治療方法。

臨床應用：

子、消積導滯：

用於傷食引起的腹脹、嘔吐、腹瀉、噯腐吞酸、肚痛、大便秘結、痢疾等症。

丑、軟堅化瘀：

用於各種腫塊、積聚、腫瘤、肝脾腫大等症。

寅、行氣活血：

用於氣滯、血瘀所致的疼痛、痛經、經閉等症。

消導法雖然沒有瀉下法那樣猛烈，但一般都需要用較長的時間；用得多了，也能耗損正氣，所以臨床上除了身體壯實的病人外，常採用消導法補益法結合起來應用的辦法。

辛、補益法：

也叫滋補法、補養法、扶正法。是利用有補養作用的藥物，以增強人體的抗病能力，達到扶正驅邪的一種治療方法。適用於一切虛症。虛症有氣虛、血虛、陰虛、陽虛之分。

補益法分四類，臨床應用如下：

子、補氣：

也叫益氣。適用於氣短乏力、自汗、食少、便溏、脫肛、子宮下垂、疝氣等中氣虛弱症。

丑、補血：

也叫益血、養血。適用於面色痿黃、頭眩耳鳴、唇淡、心跳、失眠、月經量少、面色淡等血虛症。

寅、滋陰：

也叫補陰、養陰、育陰、益陰。適用於煩熱消瘦、口乾咽燥、手足心熱、心煩、睡眠不安、盜汗、遺精、清渴、耳鳴等陰虛症。

卯、壯陽：

也叫補陽、助陽（這裡的陽，主要是指腎陽）。適用於腰膝冷痛、臍以下發冷、小便頻數、腹痛久瀉、陽痿早瀉、虛喘、虛腫、全身怕冷等陽虛症。

以上補益法，還應根據虛弱程度，考慮給予峻補或緩補。嚴重的虛弱病人或將要虛脫的階段，應該用峻補，慢性病有虛脫症候的，應緩補。邪氣尚未盡退，正氣雖虛，但不能受補時，應用緩補，使正氣逐漸恢復。

用補藥必須照顧脾胃，如果脾胃不能消化吸收，就得不到補益的效果。上面介紹的汗、吐、下、和、溫、清、消、補八法，是內服中藥治療疾病的基本方法。一般情況下，單純應用一種方法能達到治療目的的，就不需要用兩種方法；但在有些情況下，用一種方法不能解決問題時，就要幾種治法配合應用，比如陰虛體質的人，感冒風寒就要用滋陰解表法、或補陰和汗法並用；又如脾胃虛弱，消化不好引起的食積停滯，就要用健脾消積法，或補氣與消導並用之法。

（二）治療五則

上節我們談的八法，是中醫處方用藥的基本法則；但因疾病的發展過程，是不斷地起著變化，症狀的表現，也自然地錯綜複雜，因此，在臨症上，如果要正確地運用八法，尚須懂得一些原則，這樣，才能全面掌握，應付萬變。

茲將治療疾病的原則，歸納成幾點如下：

甲、局部與整體：

局部與整體存在著互相呼應的關係。沒有局部就沒有整體，沒有整體也就沒有局部。在治療中，不能只看到局部病變而看不見整體。例如內眼疾患，往往是由於肝腎的有餘或不足所致，在藥物治療上，如能從整體著眼，從治療肝腎著手，則更容易收到療效。又如由於氣虛下陷所引起的脫肛，也必須從提升中氣的整體著眼，治療方才有效。

當然，也不能「只見輿薪，而不見秋毫之末。」對局部病灶的處理，也不能忽略。例如局部癰腫，能引起全身的發熱，一方面需服清熱解毒藥作整體治療，同時也要局部外敷，才能加速解毒消癰的作用。

臨床上，有些治療措施從局部看來是可行的，但對全身有損害，用時就應當慎重。局部與整體的兼顧，正是中醫治療的長處，也是西醫所忽略的，應當善加利用。

乙、治標與治本：

標本是一個相對的概念，在疾病治療上，主要用來分清疾病的主次先後和病情的輕重緩急，從而確定治療的方法和步驟。

標本的含義是多方面的。什麼是標，什麼是本？應隨具體情況而定。一般來說，標是指疾病的現象，本是指疾病的本質，若按人體與疾病來說，人體是本，疾病是標；按邪與正來說，正氣是本，邪氣是標；按疾病本身來說，病因是本，症狀是標；按疾病的新與舊、原發與繼發來說，舊病與原發病是本，新病與繼發病是標。由於標本所指的內容不同，根據臨床上不同的情況，從標本方面考慮，大致可歸納以下幾個原則：

子、治病求本：

疾病的種類繁多，其發展又有極複雜的過程。在治病時，必須透過現象看本質，抓住疾病的本質來治療；解決了疾病的「本」，各種症狀（現象）也就得到解決，這就是所謂的「治病求本」。例如濕熱泄瀉的病人，症見瀉下水樣大便、小便不利、腹痛等，這些症狀都是疾病的現象，而濕熱才是疾病的本質，宜用清熱利濕的藥物治療，消除了大腸的濕熱，泄瀉、腹病等症狀也就隨之消失了。如果用澀腸止瀉劑，會使濕熱之邪不去，不但泄瀉不除，反而會加重病情。

同病異治與異病同治，也是根據治病求本的原則演變出來的兩種治療方法。同病異治就是指同一疾病，由於機體反應性不同而採取不同的治療原則。例如同是痢疾，但疾病的本質有因濕熱或寒濕等不同，所採用的治療方法也相異，屬濕熱痢的，可使用清熱利濕的方法治療；屬寒濕痢的，則採用溫中燥濕的方法治療。異病同治是指在不同的病變過程中，如果病理相同，本質一樣的，都可以採用同樣的治法。例如久瀉久痢、子宮脫垂、脫肛等多種疾病，只要它是由於中氣下陷的，均可使用補中益氣的治法。

綜上所述，可見同病異治與異病同治，其實都是「治病求本」。

丑、急則治標，緩則治本：

在疾病過程中，如果有某種症狀特別嚴重，或在原有疾病上又患新病，而新病來勢又較急的時候，可先治其嚴重症狀或新病的標，後圖其本，這就是「急則治標，緩者治本」的原則。例如患潰瘍病的人，當突然發生穿孔或新得了胃腸炎，也就是說，穿孔或胃腸炎成為病人的主要病症時，就應該抓住主要，先治穿孔或胃腸炎的標症，後治潰瘍本病。如果不迅速處理穿孔，不但會增加病人的痛苦，甚至會危及生命；同樣，如果不先處理新得的胃腸炎，不但不能很好地治療潰瘍，相反的會因胃腸炎而使病情加重。這就是「急則治標」的意思。當新病或嚴重甚至危及生命的症狀解決或緩和下來後，就應從本治療，這就是「緩則治本」的意思。

急則治標，緩則治本，實質是根據疾病的主次先後，輕重緩急而提出的治療方法的兩個步驟，由治標救急的手段，就能為治本締造有利的條件，其目的仍是為了更好地治本。

寅、標本兼治：

標本兼治就是在疾病標本俱急的情況下，採取既治標又治本的方法。這樣可以提高療效，縮短病程。例如急性腎炎病人，全身浮腫、腰痛、尿少，並見發熱、咳嗽、氣促、咽痛等上呼吸道感染症候，其病本是腎不化水，病標為風熱犯肺。標病與本病兩者均急，就要在利小便消腫的同時，兼以疏肺解表，採用標本兼治的方法，同時解決標病與本病。

總之，在辨證施治中，運用標本治療時，既要掌握其原則，又要根據病情的變化、靈活地運用，才能不失時機地用適當的方法把病治好。

丙、正治與反治：

正治又叫「逆治」，是在病情正常的情況下，採用針對病情的藥物進行治療的方法。換句話說，也就是所用藥物的性能與症狀相對的一種治法。例如，寒證用熱藥，熱證用寒藥；虛證用補藥，實證用攻藥等是。這是臨床上一般最常用的治療方法。

反治又叫「從治」，是在病情異常的情況下，採用與症狀相從的藥物進行治療的方法。換句話說，也就是所用藥物的性能與症狀相類的一種治法。其實，治病都是針對病的「本」來治療，正治固然如此，反治也不夠表面上看是順從假象，實質上仍是針對疾病的本質治療。只是它適用於病情嚴重，機體不正常地表現疾病的情況（即是疾病出現假象）。

例如，陰寒內盛，格陽于上，出現面赤煩躁的真寒假熱症，不用清熱藥而用溫陽藥來治療，這種治法叫做「熱因熱用」；急性熱病出現四肢冰冷的真熱假寒症，不用溫陽藥而用清熱藥來治療，這種治法叫做「寒因寒用」。又如脾虛出現中滿、腹脹的真虛假實症，不用清導藥而用補脾藥來治療，這種治法叫做「塞因塞用」；又如因食積所致的腹痛、泄瀉，不用收斂止瀉藥而用消導攻下藥來治療，這種治法叫做「通因通用」。

此外，有時因為病情比較複雜，如大寒症、大熱症等，使用正治法發生格拒不納的現象時，在治療上採用熱藥中加入少許寒涼的藥物，或寒藥中加入少許溫熱的藥物，作為反佐；或熱藥冷服，寒藥熱服等方法，也都屬於反治的範圍。

丁、扶正與祛邪：

正氣和邪氣是疾症歷程中相互矛盾的兩個方面。治病的根本目標是改變邪正雙方力量的對比，從而使邪去正復，疾病向痊癒的方面轉化。在臨床上，施行「祛邪」和「扶正」來達到這個目的。說明如下：

子、扶正以祛邪：

就是運用各種治法（見下章）扶助正氣，增強機體的抵抗力和自然修復能力，以達到抵禦或祛除病邪、恢復健康的目的。此法適用於正虛而無外邪，或雖有外邪而以正虛為主要方面的疾病，臨床上可根據具體的情況選用助陽、滋陰、益氣或補血等治法。例如暑熱病後，邪氣已去，但見許多體倦、氣短口渴、脈虛等一系列正虛症候，就要用人參、麥冬、五味子等藥物以益氣養陰；又如溫病後期，餘熱未解，而見微熱、面赤、口乾舌燥、脈虛大、五心煩熱等症，此時邪雖未解，但正虛已很明顯，這是病症的主要方面，治療應用麥冬、生地、白芍、阿膠、炙甘草等以養陰清熱，扶正祛邪。

丑、祛邪以扶正：

就是運用各種治法祛除病邪，以達到邪去正復的目的。此法適用於邪盛而正未虛，或雖有正虛而以邪盛為主要方面的疾病，如由發汗解表以祛除表邪，清熱瀉火以祛除熱邪，利水化濕以祛除濕邪等等，臨床上可根據情況選用。

例如，風寒初感而見發熱、惡寒、頭痛、脈浮緊等症，此時正氣未虛，可用麻黃、桂枝之類發汗，使外邪透解，不致進一步深入而傷正氣。

寅、扶正袪邪兼施：

由於正和邪的關係變化多樣，有時會出現正氣虛甚而邪氣仍盛，或脾虛胃實、脾虛肝實等情況，此時若單純攻邪則更傷正，單純扶正則又助邪，臨床上就應把扶正與袪邪兩個方面適宜地配合起來，以適應複雜病情的需要，這也叫「攻補兼施」。根據邪正的消長情況，靈活地運用袪邪為主，扶正為次或扶正為主、袪邪為次的方法，有時，還可根據病情採用先攻後補或先補後攻的治法。例如，肝鬱脾虛而見脇痛，寒熱往來、神倦、食大腹脹等症，一方面可用柴胡、鬱金等疏肝解鬱，另方面可用白朮、茯苓等健脾補虛，採用攻補兼施之法。

需要注意的是，袪邪的最終目的是使正氣得以保存或恢復。但是，任何事物都是「一分為二」的，袪邪雖有「邪去正安」的一面，但攻邪的藥物過用也能傷正；同樣，扶正也要注意邪氣的去留關係，不能只看到扶正可以增強身體抵抗力和自然修復力一面，也要看到扶正過急或用非其時，會造成留邪不解，反有不利正氣恢復的一面。因此，必須強調辨證施治的重要性。

戊、因人、因地、因時制宜：

由於疾病複雜多變，因此，在根據具體病情來考慮運用上述各種基本治療原則的同時，還要因人、因地、因時而靈活地運用治法和藥物。人的體質、年齡、性別不同，治法和用藥上都要認真考慮。例如，體質強壯、血氣充盈的病者，用藥、針刺可略重，而體弱病者或嬰兒，針、藥宜輕；平素體質偏熱者，雖有外感風寒，也很容易轉化為熱，因此，縱然解表，用藥也不宜過於溫燥，這就是「因人制宜」。

台灣幅員不廣，用藥雖不必多加考慮不同住地，但地近熱帶，如以外感風寒症為例，往往用辛溫解表輕劑便能收到治療效果，假若施於大陸北方多寒地區，則非用辛溫解表重劑不能奏其功，這就是「因地制宜」。

四季氣候不同，對人體亦有一定的影響，用藥也有所不同。同是感冒病，如在夏天，暑氣薰蒸，濕邪較盛，在治感冒方中加入一些清暑利濕藥；如在秋天，氣候乾燥，在治感冒方中，不宜過於辛燥，宜加入一些潤燥藥，這就是「因時制宜」。

以上五法已概括治療的原則，而前題的八法則是處方用藥的基本法則，這兩類方法是相輔相成的，如車之雙輪，鳥之兩翼，缺一不可。法則與法則之間，是相互配合，相互為用的；而在臨床上要掌握和運用這些治療方法，又必須建築在辨證識證的基礎上，才有可能。因此，辨證識證和治療方法是不可分割的組成部分，這便是中醫「辨證論治」的真實意義。學者必須具備完整的認識，才能做好臨床工作。

（三）多樣療法

中醫治病的方法是多彩多姿的，除了常用的內服藥物療法之外，尚有不用藥物同樣能治好疾病的許多療法，例如：針刺、艾灸、按摩、氣功、拔火罐、外治等等。這些方法都是我們祖先長期和疾病奮鬪所實踐累積的經驗。其中有的可以作為主要治療方法來單獨使用，有的起著輔助內服藥物治療的作用，在治療學上也佔有重要的地位。茲簡單介紹如次：

甲、針灸療法：

針灸療法是中國醫學中一種突出的治療方法。它是在中醫基礎理論、八綱辨證和補虛瀉實原則的指導下，利用針刺和艾灸治療疾病的一種方法。它非但具有使用簡便、治療範圍廣泛的優點，並且對於某些疾病的療效，超過其他療法。因此幾千年來，它就始終流傳於廣大人民群眾之間，很受歡迎。最近還廣泛地流傳於世界各地。凡是使用各種不同形式的針（如鋼針、金針、毫針、三稜針、皮膚針等），按照一定的穴位，施用各種不同的手法進行針刺，以達到治病目的的叫做「針刺」；凡是採用艾炷或艾條燃著，直接或間接地（懸灸）灸于病人腧穴或患部，促使產生溫熱、宣通、興奮、強壯的作用，以達到治病目的的叫做「灸法」。

針灸療法在實際應用中，必須透過一系列的完整操作方法，並學好經絡、腧穴理論，對於每一經穴的解剖位置、主治、禁針、禁灸等，都要詳細記憶，辨別清楚，然後才能應用。

乙、按摩療法：

按摩又叫「推拿」，是一種不用藥物和醫療器械，全靠施者運用手法治療疾病的方法。它是中國古代治病的主要方法之一，對於成人或幼兒的某些病患，具有很高的療效。

按摩療法的特點是，能促使人體經絡疏通，氣血流暢，達到加強推陳致新的作用。施行按摩之後，就會感到精神振奮，疲勞消退，關節通利，促使邪氣疏泄，從而達到治療的目的。

根據病情需要，有著很多不同的手法，按摩療法應用的範圍很廣，在成人方面，對於風濕痺痛、肝胃氣痛、頭疼、失眠以及跌打損傷、各種牙痛和疝氣等，都有很好的療效。在幼兒方面，對於感冒發熱、食積停滯、嘔吐泄瀉、急慢驚風等症，最有捷效；所以它是兒科中重要的治療方法之一。

丙、氣功療法：

氣功療法是中國醫學遺產之一，很早就被人們用來強壯身體和保健延壽，後來發展到用它來治療疾病。

這種方法，是學會掌握坐臥等姿式的深呼吸法，進行練功，使人體的精氣神充溢周身，從而達到治療目的的一種醫療方法；對於眩暈、心悸、失眠、胃病和臟躁等慢性病症有很好的療效，氣功療法若能配合中國固有的武術練習，效果更顯著。

丁、火罐療法：

古代叫做「角法」。它有活血、消腫、止痛等作用；適用於風寒濕痺的腰背酸痛、四肢關節痠疼以及因消化失常而引起的脘腹脹滿或局部挫傷腫痛等症。

拔火罐的方法是將一個竹製或釉陶器或玻璃製的小罐，內燃以火，急覆人體的一定部位上，由局部溫熱及負壓作用，引起局部組織的充血或皮肉輕微而均勻的出血；這樣能使該部組織血行通暢，從而驅除積聚於局部的寒濕諸邪，直接改善局部的病狀，並且由於局部症狀的改善，往往全身症狀也可相應好轉。

戊、竹管療法：

是由角法演變而來的一種治療方法。它對肌肉風濕症、風濕性關節炎、胃痛和較小的瘡癤等症，均有很好的療效。它的使用方法是先將通經、活血、除濕的藥物，如蘄艾、透骨草、桂枝、麻黃、羌活、獨活、豨薟草、防風、川椒、穿山甲、威靈仙、丹參等，裝入紗布袋中，放在鍋內煮沸，然後把特製的各種口徑竹管，放在鍋內煮數分鐘，取出甩淨藥液，乘熱按於患者經穴之上。由於冷縮熱脹的關係，即能很快形成負壓而自行吸住，約經二十——三十分鐘，輕輕取下。如此每日或間日施行，經過三、四次即能有效。

竹管療法是由拔火罐演變而來的一種治療方法，由於配合了藥液的關係，在療效上更提高了一步。可以說是火罐療法的一大發展。

己、藥物外治療法：

這是不經口服，使用藥物外治的一種治療方法，臨症應用非常廣泛。大致說來，可分膏敷法、薰洗法、搐鼻法、口腔用藥法、通導法、坐藥法等幾個方面。茲簡述如下：

子、膏敷法：

包括外貼膏藥和敷藥兩種方法，由於使用簡便，價格低廉、療效確實，所以對內外各科疾患，應用極廣。

丑、熏洗法：

是熏法與洗法之合稱。熏法又叫「熏蒸法」，是利用「烟」或「蒸氣」來熏蒸人體肌表的外治法。

古代以黃芪煎湯熏蒸室內，治中風不語的熏蒸療法，就屬於蒸氣法的一類。洗法是用藥物煎湯外洗的一種治療方法，常用於不宜敷藥的外科疾患；如以菊花、銀花、大黃、山梔、赤芍等煎湯洗眼，治療風火目赤腫痛等症是。

寅、搐鼻法：

這種方法大都應用於急症病人，往往在昏迷仆倒、失神口噤、不能服藥的情況下，作為急救之用。例如臥龍丹等是搐鼻外治的方法之一。

卯、口腔用藥法：

咽喉、牙齒、舌病以及兩頰的疾患，除了內服藥物以外，局部口腔給藥，也是主要的治療方法。例如：用於咽喉病的各種吹藥，用于牙痛的外擦藥，以及治療咳嗽音啞的噙化丸，治療口腔病的含漱藥等等，都是配合內服藥物的重要療法。

辰、通導法：

這是灌腸與導尿的外治方法。古時用豬膽汁、蜜煎導的灌腸通大便，以及用蔥管尖頭納尿道孔中導小便，就是通導法的一種。

巳、坐藥法：

這種方法多指陰道或肛門坐藥而言。例如，治療婦女白帶的如聖丹等，就是很好的一種坐藥外治療法。

總之，中醫治療疾病的方法是多種多樣的，它並不是局限於內服藥物的一個方面。以上所談，亦僅是舉例說一個概念而已，至於具體內容或未例舉的，還有待學者作更深入的研究。

坎篇：預防與禁忌

（一）預防醫學

古代的醫學是預防重於治療的。中醫經典內經上說：「聖人不治已病治未病，不治已亂治未亂，夫病已成而後藥之，亂已成而後治之，譬猶渴而穿井，鬥而鑄兵，不亦晚乎！」從這一段話，就可以見古人對疾病的預防，是如何重視了。

中醫學的預防思想，仍然本其一貫的思想體系，就是「天人相應」、「形神合一」的道理推演出來的；因為自然界氣候的變化，與人體的健康有密切的關係，而人體的精神情志活動又與生理現象相互影響著，所以中國醫學在預防方面，就非常重視個人的養生，並且作出了各種增強體力，適應大自然環境變化的有效方法。

玆簡單談一談中國醫學預防思想的特點，和有關衛生防疫方面的一些措施。

甲、適應四時氣候和調節精神情志：

春、夏、秋、冬四季有不同的氣候變化，形成了春生、夏長、秋收、冬藏的規律。

素問裡面有一段文字記載，教導人們適應四時氣候變化的具體養生方法。其大意是說：春季的三個月裡，人們應該睡得早，起得早；起身以後，披著頭髮，鬆開腰帶，在庭院裏往來慢步活動，以使自己的志意適應春天萬物向榮的生氣。

夏季的三個月裡，人們應該晚點睡，早些起；不要厭惡炎熱的氣候，在情緒上不要急躁發怒，以適應夏天的氣候。

秋季的三個月裡，天氣漸漸轉涼，人們應該早些睡覺，早些起身；在思想情緒上要安寧清靜，以適應秋天的氣候。

冬季的三個月裡，水冰草枯，人們應該早些睡覺，但早上要等到太陽出來了以後再起身；同時避寒的時候，不可取暖太過，以免出汗使陽氣受到損耗，這是適應冬天氣候的辦法。

這都是古時候，人們適應四時氣候變化的具體措施。

再說，我們在日常生活中，天氣寒冷，就需要穿上棉衣，天氣暖熱就改穿單衣，熟睡了也要加衣等，這都是在正常氣候變化中的適應方法。

假使四時氣候發生了不正常的現象，例如春天應該溫暖而反寒冷，冬天應該寒冷而反溫暖，這叫「四時不正之氣」，也叫做「邪氣」，最容易影響人體的健康。

在這種情況下，就更須注意避免「邪氣」的侵襲。內經上說：「及時防禦四時不正之氣的侵襲，注意精神上的保養，做到情緒安靜，身心愉快，這樣自然真氣（正氣）充足，精神飽滿，不會受到疾病的侵襲。」

這裡很清楚地說明了預防疾病，主要在防止外邪侵襲，而防止外邪侵襲的主要方法，就是要注意精神上的修養，這樣才能正氣充足，保持健康。

為什麼說精神修養是預防外邪侵襲的主要方法呢？因為如果情緒上受到刺激，或者作非份的妄想，日久下去，就會引起人體內臟功能的失調而發生疾病。譬如：過份思慮以後，減低食慾；過分惱怒以後，發生頭昏、目脹、甚至不思飲食等等，就是思想活動不節和精神上受了刺激而引起的疾病。

因此可以說，精神情志活動不正常，首先可以使人體病變於內；既然人體內部發生了病變，也就相應地削減了對外的抵抗力（正氣減弱），這樣自然很容易招致外邪的侵襲。所以精神修養，是養生防病的主要關鍵。

乙、調節飲食起居：

就是生活要有規律。古人早就指出了生活不正常的害處。《內經》上說：「恣情縱慾，經常喝過量的酒，生活規律反常，甚至醉酒入房，或者過分的，不正常的使用腦力，只求一時的快樂，這樣很容易使得正氣耗散，精力衰竭，以致引起早衰。所以這種人活到五十歲左右，就顯得衰老了。」

我們知道，飲食必須要有一定的分量，多食暴食，都是妨礙消化，削減胃腸機能，招致腸胃病的主要原因。

過分飲酒，不但能造成胃腸病，還能影響其他內臟的功能。酒性辛熱、刺激性較強，多飲能夠動火，過量以後，致中酒毒，甚至酒毒傷肝，內動肝風，而發生昏暈，胡言亂語等現象。如果再加上酒色並行，過分用腦等生活上不正常，以耗散體內的真氣和精力，這就很容易造成早衰的現象了。

因此，古人對於養生預防方面，提出了幾個具體方法：

子、隨著四時氣候的變化，採取適宜的養生方法。

丑、做適當的運動。

寅、飲食要有節制，生活要有規律，避免過度的疲勞。

這都是古人在生活實踐中，經由長期經驗積累，總結出來的防止疾病、延年益壽的方法。

丙、鍛鍊體格：

俗語說：經常開閉的「戶樞」不會被蟲蛀壞，經常流通不息的河流不會發生腐臭。這是因為經常活動的緣故。

人體要保持健康，也要經常活動，養成勞動習慣，注意鍛鍊身體。

三國名醫華陀發明了一種五禽的輕便運動，它是模仿虎、鹿、熊、猿、鳥五種動物生活活潑的姿態，來鍛鍊身體，以促進體格的強壯，防止疾病的侵害。古人所創的太極拳、八段錦等，都是很好的鍛鍊身體方法。其他還有坐功養生，更有效果。

丁、衛生防疫措施：

避免疾病，確保身體健康，除了重視個人養生防病的方法以外，對於飲食衛生，環境衛生，防疫措施等等，也同樣要重視。

中醫在這些方面，根據文獻上的記載，也是相當注意的。現今科學文明已相當發達，更應在這些方面下工夫，使疾病的發生率，減至最低。

此外，還有一種預先治病的方法，如《金匱要略》上說：「發現肝臟的病變，知道肝病可以影響脾臟，使脾臟發生病變，就應當預先治療，增強脾臟的抵抗力，以免肝病影響脾臟發生病變。」就是及早治療，防止疾病發展的一種方法。

（二）飲食宜忌

謹慎的醫師，在看過病後，應該告訴病人有關飲食的宜忌；因為飲食宜忌在醫療上的關係很大，掌握得好，可以輔助藥物治療的不足，促進病人體力的恢復，相反的如果放鬆了這一方面的注意，往往影響治病的療效，甚至引起疾病的加重，造成很大麻煩。這就是忌口的道理。

中醫在用藥治病的同時，也相當注重飲食宜忌，甚至有「藥補不如食補」的說法。對食物若進一步研究其與疾病的關係，就有「食療」的出現了。

至於什麼叫飲食宜忌呢？可以這樣說：凡是針對病人的病情，給予適當的飲食，輔助藥物治療，促進體力恢復，提高醫療效率的，就叫做「宜」。凡是與病勢相反對的食物，或即使不甚反對而食物本身有「反性」或「攻發」的性質，對病勢不利的，就叫做「忌」。

飲食宜忌與疾病的關係，可由下列幾點說明：

甲、飲食與病人體質的關係：

病人體質各有不同，食物的性味，也和藥物一樣，有寒、熱、溫、涼四性，酸、苦、甘、辛、鹹五味。因此根據病人的體質，便須注意飲食宜忌。

如果陰虛體質的人，不能吃熱性辛辣的食物。例如肺燥的體質吃了辛辣就容易誘起咯血；肝旺的體質吃了辛辣容易頭痛等。陽虛體質的人，相反的不能吃生冷的食物。例如平時肺腎陽虛，素有喘嗽病的體質，吃了生冷就會發病。平時脾陽不振，消化不良的體質，吃了生冷就會瀉肚子等。

乙、飲食與疾病類型的關係：

前面已談過疾病雖千變萬化，總不出八綱的範圍，由於表、裡、寒、熱、虛、實不同的症候類型，飲食就要根據疾病的屬性而定。例如陽虛的症候不宜清補而宜溫補；陰虛症候宜於清補而溫補就不相宜了。寒病宜溫性、熱性的食物，對於寒性、鹹味的食物應該禁忌；熱症宜於寒涼性質的食物，對辛辣刺激的東西，不能隨便亂吃等。這些都是根據症候類型從而考慮飲食宜忌的原則。

丙、飲食與病人的胃口強弱的關係：

飲食為後天之本。但生了病的人，胃口卻不好，一般說來，宜食清淡而富有營養的飲食。如稀飯、麵條、蔬菜、豆類、燉蛋等。但是，某些慢性虛弱病而胃口強的病人就要輔以肉類、魚類、動物內臟等「血肉有情」之類來調補。一般所稱的「葷補」，它在治療上有積極的意義。

丁、飲食調理不當所招致的後果：

不適當的飲食，容易增加病勢的惡化，產生不良的後果。例如，水腫病的人大都為脾腎兩虛，必須忌鹽，因為鹹寒之品，可以傷腎而致水腫不退，甚至加劇。

熱性病勢剛退之初，吃米飯太早，或吃肉食，往往可以引起熱勢復起。這是因為餘邪未盡之故。

又如在疾病治療後，要注意飲食禁忌，以防止產生後遺症，如小兒痲疹後，早吃了鹹可以惹「哮」病，時症病後早吃了肉食油膩，可以發生浮腫，婦女產後或行經期吃了瓜果生冷，可以患「痛經」、「月經不調」、「酸痛」等症。

又食物的品種很多，包括動物、植物、水產等各種不同的類別。如果按照食物的性味，可以分為辛辣、生冷、油膩、海腥、發物等類別。每類食物對於疾病，均各有利弊，有利的屬於「宜食」，有弊的就必須「禁忌」，這便是食物宜忌訂立的標準。玆簡述如下：

子、辛辣：

蔥、韮、生薑、辣椒、菸、酒等都屬於辛辣一類的食物，這些食物是辛熱的性質，少食有通陽健胃的作用，也可以用來治療疾病。例如寒濕引起的痺痛病，可以喝點酒；寒症的腹痛泄瀉，可以喝點生薑茶等，這是相宜的。

但是辛辣的東西，多食能生痰動火，故氣耗血，損害目力，所以對陰虛陽亢的體質以及一切血症、咳嗽、目疾、時症熱症、癰疽、痔瘻、瘰癧等病均須禁忌。

丑、生冷：

瓜果、生冷蔬菜、冰塊等都是生冷一類的食物。這些食物多是寒涼的性質，有清熱解渴的作用，最適宜於熱症疾病，例如時症溫病、喉痛、牙痛、大便燥結等。

但是，性寒而又是生食的東西，容易影響腸胃，所以，一切脾胃陽虛的體質以及寒濕形成的腸胃病，例如嘔吐、泄瀉、胃痛、腹痛等症，均應禁忌。

寅、油膩：

凡是一切動物的油脂厚味及油炸的東西，都屬於油膩類的食物，這些食物雖然肥濃味厚，令人愛吃，但是最不容易消化，並且能助生痰，對於夾有溫熱和食積一類的疾病，無論是急性病或慢性病，臨床症狀發現有胃脘滿悶，舌苔厚膩等症時，就應該禁忌，尤其是黃疸、痢疾、泄瀉等症，絕對不能亂吃。

卯、海腥：

這類食物包括黃魚、帶魚、鯉魚、蝦、蟹等水產物。它們的性味多為鹼寒而腥，而且屬於發物一類，具有「攻發的作用」，少食還沒有多大妨礙，多食就會損傷脾腎，而且容易引發舊病。病中都應該禁忌，尤其水腫、黃疸、以及一切癰疽外傷，更應禁食。

巳、發物：

這類食物除包括海腥外，在蔬菜方面，如香菌、蘑菇、冬荀、菠菜、芥菜等，以及葷菜方面的公雞、豬頭肉等，多屬動風生痰助火的食物。最容易誘發舊病，增重新病，這都是病中應該禁忌的。

尤其是肝陽、肝風的病人忌公雞、鯉魚、豬頭肉；療瘡疥瘍的病人忌香菌、蘑菇、冬筍、芥菜等，都是不大引起人們的注意而卻是不可忽略的問題。

從上面關於「飲食宜忌」的介紹，我們可以看出它是配合藥物治療的重要環節之一，是人們長期實踐的經驗累積，也是中國醫學治療體系中的特點之一。故在臨床上用藥物治療的同時，對於飲食宜忌的關係，也須有一個明確的認識，從而配合治療，提高醫療效率，促使病人早日恢復健康。

艮篇：藥物與運用

（一）應病予藥

中藥的學問是中醫學裡緊密的一環，與中醫學體系是絲絲入叩的。故凡中藥的辨認、採收、炮製與運用，都必須在中醫的理論指導下進行，方有意義。

而中醫的基本理論是「天人合一」的，故採自然界的事物以為藥。人體的自然生態失去平衡，便稱為病，而能癒病的，便稱為藥；故藥皆有偏性，所以能補「偏」救「弊」。

中醫用藥的原則，如：「寒者熱之；熱則寒之。」（前一個寒指症狀，後一個寒指藥性。）「陰病用陽藥；陽病用陰藥。」便是這個道理。清末名醫唐容川在其名著《本草問答》一書的開宗明義第一問，即說得很透徹。茲引述如下：

「天地只此陰陽二氣，流行而成五運，對待而為六氣。人生本天親地，即秉天地之五運六氣，以生五臟六腑。凡物雖與人異，然莫不本天地之一氣以生。特物得一氣之偏，人得天地之全耳。設人身之氣，偏勝偏衰則生疾病，又借藥物一氣之偏，以調吾身之盛衰，而使歸於和平，則無病矣。蓋假物之陰陽，以變化人身之陰陽也。故神農以藥治病。」

（二）用藥如兵

古醫謂：「用藥如用兵」又謂：「運用之妙，存乎一心。」從用藥的觀點來看，更可見中醫是一種藝術。

兵家有一句名言說：「知己知彼，百戰不殆。」中醫治病也是如此，精熟藥性與運用規律，這是知己；確認病因與病機，這是知彼；然後應病予藥，沒有不著手成春的。中醫用藥的一般規律：如對藥物性能、七情合和、用藥禁忌以及藥物炮製在臨症應用上的一般意義、用藥劑量在臨症掌握上的幾個重點問題等，都要精熟，方能很好地運用藥物。

茲以中藥的主要內容──性能為題，來說明中醫如何用藥。

甲、四氣五味：

是中藥性能的主要內容。

子、四氣的意義和作用：

氣，就是藥物的性質。「四氣」，就是藥物具有寒、熱、溫、涼四種不同的藥性。寒與涼，熱與溫的區別，僅是程度上的差異。涼是微寒，熱是大溫。此外，尚有平性的藥物，即藥性和平，偏勝之氣不很明顯的；但實質上仍有略屬於微溫或微涼，故雖有平性之名，而不獨成立一氣，所以一般仍以四氣概括藥性。

四氣主要是根據藥物作用於人體之後，所發生的不同反應，和治療效果而確定的。如具有清熱、瀉火、解毒作用的藥物，則為寒（涼）性，用於治療熱症；如具有祛寒、溫裡、助陽作用的藥物，則為溫（熱）性，用於治療寒症。《內經》曰：「寒者熱之；熱者寒之。」正是指出藥物四氣治療疾病的原則。

丑、五味的意義和作用：

味，就是藥物的味道；「五味」，是指藥物具有酸、苦、甘、辛、鹹五種不同的味道。它主要是由味覺器官直接辨別出來，另方面則是根據臨床治療中得來的效果來確定的，五味的作用如下：

辛味藥如桂枝、紫蘇、生薑等，能發散表邪，陳皮、香附、砂仁等能行氣散結，故辛味藥有發散、行氣的作用。

甘味藥如黨參、黃芪等補氣，阿膠、熟地等補血，甘草、大棗等甘緩和中，故甘味藥有調補、緩和的作用。

酸味藥如烏梅、石榴皮等能治久瀉久痢，山萸肉、五味子等能止虛汗遺精，故酸味藥有收斂、固澀的作用。

苦味如黃連能清熱燥濕，大黃能瀉熱通便，故苦味藥有燥濕、降洩的作用。

鹹味藥如海藻軟堅消痰，芒硝潤下通便，故鹹味藥有軟堅、潤下的作用。

五味以外，還有一種味道不明顯的淡味，如薏仁、通草等能滲濕利水，故淡味有滲濕利水的作用。前人有「淡附於甘」的說法，習慣上往往以甘淡並提，故雖有淡味之名，而不另立一味，一般仍以五味概括。

寅、氣與味的綜合運用：

由於每一種藥都具有氣和味，故有氣同而味異，氣異而味同的。即同性的藥物，各有五味的差異；同味的藥物，亦有四氣的不同。因此，必須把藥物的氣味配合起來進行分析。例如同一溫性藥，有辛溫（如蘇葉、生薑）、酸溫（如五味子、山萸肉）、甘溫（如黨參、白朮）、苦溫（如蒼朮、厚朴）、鹹溫（如蛤蚧、肉蓯蓉）等的不同；同一辛味藥，有辛寒（如浮萍）、辛涼（如薄荷）、辛溫（如半夏）、辛熱（如附子）、辛平（如佩蘭）的不同等。

由於性味組合的不同，功能也因之而異。如治療表症的藥物，多為辛味，但有辛溫、辛涼之分。如風寒宜用辛溫，風熱宜用辛涼。又如苦味藥，有苦寒、苦溫之別，苦寒適用於實熱症，苦溫適用於裡寒症。還有一些藥物，則是一氣而兼兩種味以上的，如桂枝辛甘溫，當歸甘辛苦溫，五味子則五味俱全，因以得名等。依此類推，則知藥物的氣味是錯綜複雜的，這種錯綜複雜的情況，也正體現了藥物具有多種的作用。

同時，五味相兼，亦應根據某種藥味的大小，而分別其主要作用與次要作用。例如，桂枝辛溫，主要能發散風寒，兼甘味，則辛甘溫能溫通經絡，並有強壯作用；與補藥同用則能補。當歸甘溫，主要能補血，但味兼辛，能散，兼苦，能泄，故能活血。在相同之中，亦各有相異的特點。因而對藥物的氣味，不能孤立來看，必須進行綜合分析，才能較全面地認識藥物的性能。

乙、升降浮沉的意義和作用：

升降沉浮是指藥物作用的趨向而言。升是升提，降是降逆，浮是上行發散，沉是下行泄利。升浮的藥，主要向上向外，如發汗、催吐、升陽等；沉降的藥，主要是向下向內，如降氣、平喘、止吐、瀉下、清熱、滲濕等。

升降浮沉主要取決於藥物的氣味和質地的輕重。凡是味辛甘，氣溫熱以及質輕的藥物（如花、葉及質地輕鬆的藥物）大多能升浮；味酸苦、鹹，氣寒涼以及質重的藥物（如子、實及質地重墜的藥物等），大多能沉降。這是一般規律，但也有例外的，如旋覆花、厚朴花等是花而性下降（其下降之理是因味鹹，又其花開于枝頂而下垂。）能降氣止咳；牛蒡子、蔓荊子等是子而性升浮（其升浮之理是因氣味俱辛散，又其質輕而體微或鬆。）能疏風熱，清頭目。

病變所在，有上下表裡的不同，病勢有逆上、陷下的差別。在治療上，病邪在上在表，宜用升浮的藥，在下在裡，宜用沉降的藥；病勢逆上宜降；病勢下陷宜升，這是運用升降浮沉的一般規律。

但由於中藥的運用，多使用於複方中，故升降浮沉的作用，又每隨配伍或炮製而轉化。例如有某些藥物，欲其下行者，往往用鹽水炒；欲其上升者，則用酒炒；用薑汁炒則散；用醋炒則收斂。再者，升浮藥在眾多沉降藥中，也能隨之下降，沉降藥在眾多升浮藥中，也能隨之上升。

這說明藥物的升降浮沉，在一定的條件下，是可以互相轉化，而不是一成不變的。于此，更可見中醫用藥的多彩多姿與藝術化，所謂「匠心獨運」者。

丙、歸經的意義及應用：

藥物的歸經，主要以功效為依據。見某藥能治某經之病，即歸入某經之藥。例如肺經病變，每見喘咳，杏仁能治喘咳，因而歸入肺經；肝經病變，每見眩暈、抽搐，天麻能治眩暈、抽搐，因而歸入肝經。

（從經驗上說，某藥之歸入某經，是因其能治好某經病變的症狀，若從理論上說，應該是說某藥因具有某些性能，故能歸入某經而治好某經病變的症狀。這樣不同的說法是有分別的。中醫若是只有經驗而沒有理論，則只是一堆偶然的集合物，毫無價值可言，若是因理論做前導，再結合經驗做印證，則其功用與妙處，有不可窮盡者。相信高明的中醫都是精通理論而富有創意者，若光靠經驗而執定死方的庸醫，鮮有不殺人者。中醫的神妙與價值便是理論與經驗互相結合，且須由理論指導經驗，才能繼續不斷的創造發明。中醫的可貴在此。這是題外話，順便提起。）

但多數藥物能治療幾個臟腑的病變，故可歸入幾經。一藥入幾經，則應分別其主次，才能收到更好的效果。如菊花主治肺經外感風熱表證，又能治肝熱目赤腫痛，故菊花主入肺經，兼入肝經。因此，歸經是指藥物對於人體臟腑經絡病變所起的特殊作用的一種歸納方法，它對於臨床實踐上具有一定的指導作用。

此外，藥物的五味與五臟亦有一定的關係。一般來說，辛入肺，甘入脾，酸入肝，苦入心，鹹入腎。這是根據藥物的五味對疾病治療的作用而作出的歸納，可作為歸經及用藥的參考。

（三）藥物七情

藥物的七情，指的是藥物之間相互的配伍關係而言。因為各種藥物的性能不同，經過配合之後，往往有複雜的變化。如配合適當，可以加強藥效，或監制毒性；如配合不當，就會消減藥效，甚至產生不良作用。古代醫家經由實踐，把各種藥物的配伍關係，概括為：相須、相使、相畏、相殺、相惡、相反等，加上單行而不配伍的，共有七種；稱為七情。

凡不用其他藥物輔助，依靠單味藥發揮作用的，叫做單行。如獨參湯，單用一味人參以大補元氣。

兩種性能相似的藥物合用，可以互相助長療效，發生協同作用的，叫做相須。如黃柏與知母合用，能增加滋陰降火的作用；人參與炙甘草合用，能增加補中益氣的作用等是。

兩種性能不同的藥物合用，能相互促進，提高療效的叫做相使。如補氣的黃芪和利水的茯苓合用，能增強補氣利水的功效。相須相使是一般藥物配伍中常用的形式。

兩種藥物合用，其中一種藥能抑制另一種藥的烈性或毒性的，叫做相畏。如生薑能制半夏毒；所以半夏畏生薑。這說明有些有毒的藥物，在應用時每每配伍能抑制其毒性的另一種藥，就可以避免其不良作用。（通常有毒性的藥物，在炮製上都已處理過了的，所以在處方應用上，只要標示出製過了的就可以，不必再以抑制其毒性的藥物來配伍。如標示「制半夏」，就不必再配伍生薑。當然，若病情需用生薑，還是可以配伍的。）

一種藥物能減低或消除另一種藥物的毒性或不良反應的，叫做相殺。如生薑殺南星毒，綠豆殺巴豆毒等是。相畏相殺是藥物不同程度的拮抗作用。

兩種藥物合用，能相互牽制而使作用降低或消失藥效的，叫做相惡。如天花粉惡乾薑，乾薑惡黃連等是。

兩種藥物合用，可能發生不良反應或劇毒作用的，叫做相反。如甘草反甘遂。相反藥原則上不能同用。相惡、相反屬於藥物配伍的禁忌。

除了以上幾種配伍關係，在相使的配伍之中，選用兩種性質相對，而氣味、功能相反的藥物結合；如氣與血，寒與熱、升與降等，在相反相成中，改變其本來的功效或取得另一種新的效果。

這一類的配伍最神奇而賦有意義，特選例如次：

甲、桂枝——白芍（氣與血）：如桂枝湯，用於調和營衛。

乙、黃連——肉桂（寒與熱）：如交泰丸，治心腎不交。

丙、黃柏——蒼朮（寒與燥）：如二妙丸，治下焦濕熱。

丁、黃連——木香（寒與溫）：如香連丸，止赤白痢。

戊、白朮——枳實（補與消）：如枳朮丸，能健脾消痞。

己、黃芪——防風（補與散）：如玉屏風散，治體虛感冒。

庚、鼈甲——青蒿（補與清）：如青蒿鼈甲湯，退骨蒸勞熱。

辛、乾薑——五味子（散與收）：如苓甘五味薑辛湯，能化痰飲。

壬、白礬——鬱金（斂與散）：如白金丸，治癲癇。

癸、柴胡——前胡（升與降）：如敗毒散，在疏邪止咳。

木、半夏——黃連（辛與苦）：如瀉心湯，用於止嘔。

火、皂角——白礬（辛與酸）：如稀涎散，能湧吐風痰。

土、烏梅——生地（酸與甘）：如連梅湯，能化陰生津。

金、烏梅——黃連（酸與苦）：如連梅湯，能泄煩熱。

水、當歸——白芍（動與靜）：如四物湯，功能養血和血。

上述是古代醫家配伍藥物的經驗，除了單行外，其基本精神是說明藥物與藥物之間有著相互促進，相互抑制和相互對抗的作用。

（四）藥性原理

認識中藥的方法，主要在於辨別其形色氣味，分別五行陰陽，配合臟腑經絡等。至於說藥物為何會有這些性能？則是物之秉性，須論其生長的條件與環境氣候等，便能進一步認識其性能。茲引本草問答一書的片段為例，借以瞭解中醫辨別藥性的原理與應用之神妙。

問曰：辨藥之法，以形色氣味，分別五行，配合臟腑，主治百病，是誠藥理之大端矣！而形理相感，又有不在形色氣味上論者，譬如琥珀拾芥，磁石引針，陽起石能飛升。蛇畏蜈蚣，蜈蚣畏蟾蜍，蟾蜍畏蛇，相制相畏，均不在形色氣味上論，又何故也？

答曰：此以其性為治者也。夫辨藥之形色氣味，正考其性也，果得其性，而形色氣味之理已賅；故凡辨藥，先須辨性。有如磁石，久則化成鐵，是鐵之母也；其引針者，同氣相求，子來就母也。以藥性論之：石屬金，而鐵屬水，磁石秉金水之性，而歸于腎，故其主治，能從腎中吸肺金之氣，以歸於根。琥珀，乃松脂入地所化；松為陽木，其脂乃陽汁也，性能黏合，久則化為凝吸之性；蓋其汁外凝，其陽內歛，擦之使熱，則陽氣外發；而其體黏，停擦使冷，則陽氣內返；而其性收吸，故遇芥則能黏吸也。

人身之魂，陽也，而藏於肝血陰分之中，與琥珀之陽氣，歛藏於陰魄之中，更無以異，是以琥珀有安魂定魄之功。……陽起石生於泰山山谷，為雲母石之根。其山冬不積雪，夏則生雲，積陽上升，故或乘火氣而上飛，或隨日氣而升騰也。

凡人病陽氣下陷，陽物不舉者，用以升舉陽氣，亦以陽助陽之義而已矣！蛇形長是秉水氣，行則曲折是秉木氣，在辰屬巳，在象居北，在星象蒼龍；總觀于天，知蛇只是水木二氣之所生也。蜈蚣生于南方乾燥土中，而味大辛，是秉燥金之氣所生。蛇畏蜈蚣者，金能制木也。蜈蚣畏蟾蜍者：以蟾蜍秉水月之精，生於濕地，是秉濕土之氣所生。濕能勝燥，故蜈蚣畏蟾蜍也。蟾蜍畏蛇，則又是風能勝濕，木能尅土之義。趁此以求，則凡相畏相使，相反相須之理，皆可類推。

問曰：物各有性，而其所以成此性者，何也？

答曰：原其所由生，而成此性也。秉陽之氣而生者，其性陽，秉陰之氣而生者，其性陰；或秉陰中之陽，或秉陽中之陰，總視其生成，以為區別。

蓋必原一物之終始，與乎形色氣味之差分，而後能定其性矣！有如人參，或謂其補氣屬陽，或謂其生津屬陰，只因但論氣味，而不究人參所由生之理。余曾問過關東人，並友人姚次梧，遊遼東歸，言之甚詳，與《本草綱目》所載無異。《本草綱目》載人參歌曰：「三椏五葉，背陽向陰；欲來求我，椵樹相尋。」

我所聞者：亦云人參生於遼東樹林陰濕之地，又有人種者，亦須在蔭林內植之。夫生於陰濕，秉水陰潤澤之氣也，故味苦甘而有汁液；發之為三椏五葉，陽數也；此苗從陰濕中發出，是由陰生陽；故於甘苦陰味之中，饒有一番生陽之氣，此氣可嘗而得之也。人身之元氣，由腎水之中，以上達於肺，生於陰而出於陽，與人參由陰生陽同一理也。所以人參大能化氣；氣化而上，出於口鼻，即是津液，人參生津之理如此。非徒以其味而已。然即以氣味論，甘苦中含有生發之氣，亦只成為陰出陽之氣味耳。

問曰：人參不生於東南，而生於北方，古生上黨，今生遼東、高麗，皆北方也，此何以故？

答曰：此正人參所由生之理。不究及此，尚難得人參之真性也。蓋北方屬水，於卦為坎。坎卦外陰而內陽；人參生於北方，正是陰中之陽也。坎卦為水，天陽之氣，皆發於水中，觀西人以火煎水，則氣出；而氣著於物，又復化而為水，知水為氣之母，氣從水而出矣！人身腎與膀胱屬水，水中含陽化氣上行，出於口鼻，則為呼吸，充於皮毛，則為衛氣；只此腎與膀胱，水中之陽化氣而充周者也。故《內經》曰：「膀胱者，洲都之官，氣化則能出矣！此與天地水中含陽，化而為氣，以周萬物，本屬一理。水在五行屬北方，人參生於北方，秉水中陽氣，故與人之氣化相合，所以大能補氣。」

以上略舉人參，原其所由生而論其性，可知中醫論藥的一般原理。又者，于此可見，中醫之用藥，完全取決於其整體之「氣勢」來論，其藥效之大小，亦決定於「氣勢」之盛衰，乃自然之秉賦也。

今之唱中醫科學化之研究者，有以化學方程式分析人參之結構，亦徒見其為一堆化學元素組成之營養劑而已，焉知人參秉賦之奇奧，與乎作用於人體之靈應哉!?彼執西洋之科學方法來研究中醫中藥者，亦可以休矣！

坤篇：方劑與精訣

（一）如何處方

中醫處方是臨症的最後處理階段，也是一項非常細緻的工作。根據病情需要，按照組方原則，選擇切合病情的藥物，組合成方，定出必要的劑量，製成一定的劑型，這便是處方的意義。其目的是使藥物由配伍組合，更好地增強藥物的原有作用，並可以對某些性質較偏或具有毒性的藥物，調和其偏性，監制其毒性，消除或減少對人體的不利因素，以適應于比較複雜的病症；同時，藥物經過不同的配伍組合後，能產生更全面、更理想的治療效果。

根據歷代醫學家在臨症上累積起來的經驗，雖然有的成方藥味比較簡單，有的藥味相當繁複，各有不同風格，各有獨到之處；但在其方劑組織上，都有一個共同的原則，就是君、臣、佐、使的組織法則。君、臣、佐、使是方劑的一種組織形式。君藥是方劑配合中的主藥，也就是針對主症起主要功效的藥物。臣藥是輔助君藥，加強主藥功效的藥物。佐藥是協佐君藥，解除某些次要症狀，或是監制主藥，消除或防止主藥產生副作用的藥物。使藥是引經藥或起調和作用的藥物。

例如，用麻黃湯治療外感風寒表症，主症是惡寒發熱、無汗、脈浮緊，兼症是氣喘，故用麻黃發汗解表以治主症，為君藥；用桂枝協助麻黃以增強發汗解表的作用，為臣藥；用杏仁協佐麻黃宣肺平喘，以治療氣喘之兼症，為佐藥（一方面麻黃並能宣肺平喘，故兼有佐藥的作用）；用甘草以調和諸藥，為使藥。（又因為本方中麻黃、杏仁都入肺經，所以不必再加引經藥。）諸藥合用，共奏發汗解表、宣肺平喘的功效。這便是麻黃湯的組織法則，即其方義。

在簡單的方劑中，可以分為主藥和輔藥兩部份（即君藥與佐藥），其中君藥或臣藥有時也兼有佐藥或使藥的作用。較複雜的方劑中，可以有二至三個是君藥；這是根據病情來決定的。

（二）處方應變

方劑雖有一定的組成原則，但也不是一成不變的。在臨床應用時，應根據具體的病情，病者的體質、年齡大小、生活習慣等，予以靈活的加減應用，才能切合病情。其變化形式有如下列三種：

甲、藥味加減的變化：

在主症不變的情況下，隨著病情的變化，加入某些與病情相適應的藥物，或減去與病情不相適宜的藥物，叫做隨症加減。

如小柴胡湯（組成：柴胡、黃芩、黨參、半夏、生薑、大棗、炙甘草）和解少陽，主治寒熱往來，胸脇脹滿，不欲飲食，心煩喜嘔、口苦、咽乾、目眩等症狀；若胸中煩而不嘔，則去半夏、黨參，加栝蔞實，以清熱除煩；若腹中痛者，去黃芩加芍藥，以緩急止痛。

乙、藥物配伍的變化：

相同一個主藥，因配伍輔藥不同，直接影響方劑的功效，主治也隨之而不同。例如，苦寒清熱的黃連，配伍辛溫降逆的吳茱萸，名佐金丸，主治胃脘脹痛，噯腐吐酸；若黃連配伍行氣導滯的木香，名香連丸，主治濕熱下痢，裡急後重；又如黃連配伍辛熱溫陽的肉桂，名交泰丸，則主治心腎不交之怔忡健忘，失眠腰痠。可見輔藥的改變，即直接改變方劑的功效和主治。

丙、藥量加減的變化：

幾種相同的藥物組成，但其中某些藥物的藥量增加或減少，就改變其功效和主治，方名也因而改變。

例如小承氣湯、厚朴三物湯、厚朴大黃湯三方同樣是由大黃、厚朴、枳實三味組成。但小承氣湯用大黃五錢為主藥，厚朴、枳實各三錢為輔藥，目的在于瀉熱通便，主治熱結便秘，故用大黃為主；厚朴三物湯用厚朴五錢為主藥，枳實三錢、大黃二錢為輔藥，目的在于消除脹滿，主治氣滯腹滿，故用厚朴為主；厚朴大黃湯用厚朴四錢、大黃四錢為主藥，枳實二錢為輔藥，目的在于開胸泄飲，主治水停胸脇、咳引作痛的支飲症，故用厚朴、大黃二味為主。由於方中藥物用量增減的變化，而使主藥或輔藥有了改變，治療作用也就不同，而方名也因量而異。

此外，藥味相同，劑型不同，在運用上也有區別。如食積停滯輕症，可用保和丸，是取丸劑作用慢而力緩；如重症宜保和丸改為湯劑內服，是取其作用快而力猛。

由此可見，方劑的變化是多樣的；在治療中，可根據組方的精神，靈活運用，並創造新方。

（三）七方十二劑

七方、十二劑是古代方劑分類的代表。七方是根據各種不同類型的症候，而制訂的大、小、緩、急、奇、偶、複七種不同的處方原則；十二劑是根據藥物效用而分類的處方規律。北齊時代徐子才創成十劑，即宣、通、補、泄、輕、重、滑、澀、燥、濕；後人又增加了寒、熱兩劑，共成十二劑。茲簡說如下：

甲、七方：

子、大方：

凡是病勢強盛，必須用藥力強大的方劑來攻克病邪的，叫大方。例如治裡實的大承氣湯，治表裡俱實的大青龍湯等是。

丑、小方：

凡是病勢輕淺，不必用大劑猛攻，採用劑量較輕的方劑，藥力達到就停止，不傷正氣的，叫小方。例如微下的小承氣湯，微溫的小建中湯等是。

寅、緩方：

一般虛弱慢性病症，須用藥力緩和，利於常服的方劑來緩緩調補的（包括丸劑），叫做緩方。例如治虛勞的炙甘草湯，補脾胃的四君子湯等是。

卯、急方：

病勢危急，須用藥力峻烈的方劑來迅速搶救的，叫急方。例如急下存陰的大承氣湯，回陽救逆的四逆湯等是。

辰、奇方：

合於單數的叫奇方。一般是指病因單純，而用一種主藥來治療的意思。例如獨參湯的治虛脫，豬膚湯的治咽痛等是。

巳、偶方：

合於雙數的叫偶方。一般是指病因複雜，須用兩種以上主藥來治療的意思。例如腎氣丸的桂、附同用，大建中湯的椒、薑同用等是。

午、複方：

複是重複的意思。凡是兩方或數方相合而成的方劑，叫複方。例如兩個方劑合用的桂枝麻黃各半湯（即桂枝湯合麻黃湯），幾個方劑合組的枳實消痞丸（即枳朮丸、半夏瀉心湯、四君子湯、平胃散等組成）等是。

乙、十二劑：

子、宣可決壅：

鬱結不散，壅滯阻塞，叫「壅」。凡是具有宣達散鬱，可以去除壅塞阻滯的方劑，都屬於宣劑的範圍。例如：引邪上越，湧吐痰涎的瓜蒂散；疏理鬱結，宣散壅塞的越鞠丸等是。

丑、通可行滯：

蓄積閉阻，留滯不行，叫「滯」。凡是具有通行留滯，可以去除蓄聚閉阻的方劑，都屬於通劑的範圍。例如：通利小便的五苓散，通泄水氣的十棗湯等是。

寅、補可扶弱：

凡是能補人體陰陽氣血諸不足，從而能消除諸衰弱症狀的方劑，都屬於補劑的範圍。例如：六味地黃丸的補陰，八味地黃丸的補陽，四君子湯的補氣，四物湯的補血等是。

卯、泄可去閉：

有形實邪，內結不通，叫「閉」。凡是具有通泄閉結，從大便下奪的方劑，都屬於泄劑的範圍。例如：瀉寒實的備急丸，瀉熱實的承氣湯等是。

辰、輕可去實：

「實」，是指外感表實而說的。凡是具有輕揚發汗，疏散外邪，解除表症的方劑，都屬於輕劑的範圍。

例如：發散風寒的麻黃湯，輕疏風熱的桑菊飲等是。

巳、重可鎮怯：

「重」，是指藥物性質；「怯」，是指身體怯弱。凡是具有重鎮墜壓，對於身體怯弱而引起的精神恍惚，怔忡不寐等症狀，能起安定作用的方劑，都屬於重劑的範圍。例如：磁硃丸、朱硃安神丸等是。

午、滑可去著：

「著」，是留而不去的意思。著雖有形，但是程度上較邪實閉結為輕，所以不需要攻下、開泄，可用滑劑導之。

例如：潤腸丸、脾藥丸等是。

未、澀可固脫：

「脫」，是指洞瀉、遺尿、滑精以及陽虛多汗等症狀而說的。凡是用收澀之劑治療這類疾患的，都屬於澀劑的範圍。

例如：桃花湯的止久痢，金鎖固精丸的止滑精，桑螵蛸散的止遺尿以及牡蠣散的止虛汗等是。

申、燥可勝濕：

「濕」，是霧露氤氳之氣。香燥的藥物，可以勝濕潤；所以，例如宣中化濕的平胃散，宣泄濕熱的二妙丸等，便是屬於燥劑的範圍。

酉、濕可潤燥：

「燥」，是枯的意思。凡是血液枯竭、津液耗傷的，都是燥疾。因此，濕劑是指滋潤津枯血燥的方劑而說的。

例如：治肺燥的清燥救肺湯，治虛勞乾咳的瓊玉膏等是。

戊、寒能勝熱：

凡是清熱、解毒、瀉火、保津的方劑，都屬於寒劑的範圍。例如：清熱的白虎湯，瀉火的黃連解毒湯，救液的益胃湯等是。

亥、熱可祛寒：

凡是辛熱的藥物，能補益陽氣，祛除寒邪。有這些熱性藥物的方劑，就是屬於熱劑的範圍。例如：理中湯的治脾寒，吳茱萸湯的治肝寒，四味回陽飲統治裡寒，桂枝湯統治表寒等是。

（四）方藥劑型

方藥的劑型，多種多樣，這是古人隨著藥物的性質或治療上的需要，而製成各種不同劑型，以達到更好地發揮治療效力的目的。在臨症上最常用的有：湯、丸、散、膏、丹、藥酒、花露等。茲簡介如次：

甲、湯劑：

凡將許多藥煎湯，濾去渣滓，把藥汁服用的，叫湯劑。這是內服藥中最常用的一種劑型。因為吸收容易，見效較快，所以一般急性病更適宜應用。

此外，凡是湯液量多而適宜於冷飲的，叫做「飲」，例如香薷飲、甘露飲等。凡是湯藥去渣重煎，叫做「煎」，古人對慢性病多用這個辦法，例如一貫煎，大補元煎。實際上，飲和煎，都是湯劑的同一劑型。

乙、丸劑：

就是把藥物研細，用蜜和或用水泛，做成圓粒，任意大小的，就是丸劑。丸劑內服以後，溶解吸收較慢，而藥效也比較持久，因此，用於慢性病比較適宜。

但有例外，如安宮牛黃丸、琥珀抱龍丸之類，是用於熱性病重症的。不過這種丸藥，都是採用化服的方法，是從便於收藏、應付急需的目的出發，和「丸者，緩也。」的意義，又不同了。

丙、散劑：

就是把藥物研成細末；凡是不宜於加熱或是藥味過苦的方劑，都可以製成散劑。分內服和外用兩種。

內服的散劑，可以開水調服，如涼膈散、銀翹散等是。因為這種散劑，使用便捷，吸收也快，一般急性病都可以用它。

外用的散劑，大都是調敷腫瘍、濕疹或吹喉、點眼等用的，如外科用的如意金黃散，喉科用的錫類散，眼科用的磨雲散等是。

丁、膏劑：

把藥物煎熬成濃稠黏膠狀，叫做膏劑。可分內服和外用兩種。內服的膏劑，是用藥物煎出的濃汁，加冰糖或白蜜等收膏，可以長期服用，適宜治療慢性病，或用作滋補劑。外用膏劑，是用油類煎熬藥物，去渣加入黃丹、白腊等收膏，然後加熱攤於紙或布上，常用於外科膿瘍等疾患，以及風寒濕痺痛等病症。

內服膏如四珍膏、龜鹿二仙膏等是；外用如接骨膏、狗皮膏等是。

戊、丹劑：

也分內服和外用兩種。它的劑型沒有一定。例如：內服的至寶丹是丸劑，玉樞丹是錠劑，紫雪丹是糊劑。外用的丹劑，除了以上用藥料的各種類型外，還有水銀煉製出來的紅升丹、白降丹等。

己、藥酒：

就是將藥物浸入酒內，或隔湯煎煮，然後去渣喝酒。古代叫做「醪藥」、「酒醴」。一般常用於痺痛一類的疾患，或用於補藥壯陽等。

庚、花露：

是用藥物蒸溜製成的液體，氣味芳淡，便於口服，但藥力微薄，一般被用做飲料，作為一種輔助治療。如金銀花露、桑葉露、青蒿露等是。

此外，還有坐藥、藥線等。目今配合科技的進步，還有作成醣醬、針劑、片劑等等，不一一列舉。

方劑精訣

溫熱病方劑

桑菊飲：菊桑翹杏；桔草薄蘆。

銀翹散：桔草薄蘆豉；銀翹荊竹蒡（蘆根、豆豉、牛蒡子）。

白虎湯：粳草知膏。

三石湯：金汁銀杏茹三石（滑、膏、寒水石）（竹茹）。

三仁湯：竹滑半厚通三仁（杏、蔻、薏苡仁）（通草、竹葉）。

涼膈散：明竹薄翹芩草黃（元明粉、大黃）。

益胃湯：沙地麥冰玉（沙參、冰醣、玉竹）。

連梅湯：連梅麥地阿（阿膠）。

清營湯：麥地連玄竹；銀翹丹犀（丹參、犀角）。

化斑湯：白虎與玄犀（白虎湯、玄參、犀角）。

甘露消毒丹：茵芩藿蒲薄蔻；通滑射干貝翹（菖蒲、木通）。

清瘟敗毒飲：梔芩赤地連玄竹；膏翹丹犀桔草茹（赤芍、玄參、丹皮）。

神犀丹：金汁紫草藍菖豉；粉地玄犀銀翹芩（板藍根、天花粉）。

青蒿鱉甲湯：蒿鱉丹皮知地。

復脈湯：麥地阿膠麻芍草（麻仁、炙草）。

三甲復脈湯：一牡二鱉三龜復（三甲、復脈湯）。

大定風珠：復脈三甲五味黃（蛋黃）（三甲復脈湯、五味子、蛋黃）。

達原飲：達原飲知芩，青菖草果朴檳常（濕濁瘟瘧）。

清骨散：銀柴鼈骨草；蒿草胡連知（銀柴胡、胡黃連）（骨蒸勞熱，午後潮熱）。

肝腎病方劑

滋水清肝散：六味酸梔柴芍（酸棗仁、白芍）。

羚羊鉤藤湯：菊茹草芍；桑地貝神（桑葉、茯神）（羚鈎）。

四逆散：草實柴芍（炙草、枳實）。

柴胡疏肝散：四逆附芎（治寒熱脇痛）。

化肝煎：丹梔貝芍瀉青陳（胸脇滿痛，咳吐痰血）。

一貫煎：沙地歸身麥楝杞（肝陰不足，肝氣橫逆）。

當歸龍薈丸：四黃梔黛二香（青黛、木香、麝香）。

當歸四逆湯：桂芍細歸通草（通草）（發狂抽搐，手足逆冷）。

暖肝煎：烏沉桂杞茴歸（烏藥、沉香、肉桂、甘杞、小茴香）（治肝寒氣滯，腹痛疝氣）。

烏梅丸：梅桂柏椒細；連薑參附歸（黃柏、川椒、乾薑）（治腹痛嘔吐，下痢蛔厥）。

左金丸：連吳（黃連、吳茱萸）（肝火脇痛，呑酸嘈雜）。

溫膽湯：二陳茹實（枳實）（和胃、化痰、清熱、止嘔）。

解鬱合歡湯：柴芍丹梔沉；柏神荷棗歸（丹參、茯神、柏子仁、薄荷）（治鬱煩躁熱，所欲不遂）。

小活絡丹：二烏乳沒星龍（川烏、草烏、膽星、地龍）（通經活絡止痛）。

左歸丸：龜麥杞杜；二山草熟（龜板、懷山、山茱萸）（滋腎陰，強腰膝）。

右歸丸：桂附杞杜；二山草熟（補命門火；暖四肢冷）。

天醫錄方劑

當歸補血湯：荊防藁蔓；四物柴芩（內傷頭痛）。

癇病靈效丸：牛黃珠麝，蜈蠍蠶蟬辰梅片；（辰砂）（鎮痙化痰，祛瘀活血）；天麻丹星，鬱芍半竺琥貝桃（丹參、赤芍、天竺黃）。

地黃飲子：菖芩遠地萸蓉附；戟味桂心斛麥荷（舌強吐涎中風）。

資壽解語湯：天麻草桂附；羌瀝風羚酸（肉桂、羚羊）。

三生飲：烏星附木（半身不遂，痰厥氣厥）。

三妙散：玄貝牡（瘰癧）。

補陽還五湯：龍歸芎芍蓍桃紅（地龍、歸尾、赤芍、紅花）（中風瘀血）。

黃芪五物湯：桂芍棗薑芪（風痱無力，半身偏枯）。

虎潛丸：歸知柏芍；虎地鎖牛陳（龜板、當歸、鎖陽、牛膝）（筋痿骨軟，腎陰不足）。

加味甘桔湯：二冬麥地甘桔銀（食道狹窄。另用鵝血化骨）。

匀氣散：丁檀木藿蔻砂草（胃痙攣）。

丁香茯苓湯：橘薑桂附半砂棗（橘皮、乾薑、桂枝）（胃擴張）。

十灰散：二薊梔黃側；棕榆茅茜丹（大黃、側柏葉、棕皮、牡丹皮）。（吐血、衄血、咯血、下血）。

升陽益胃湯：六君防瀉芍；二活柴芪連（胃下垂）。

六一散：草滑（通利）。

禹功散：香茴丑（木香、黑丑）（淋痛）。

真人活命飲：芍銀粉貝穿刺；乳沒風陳草歸（胃癌）。

桃花湯：赤石乾薑粳米（胃寒痢）。

金沸草湯：荊前半芍麻（赤芍、麻黃）（風寒、咳嗽）。

清絡飲：鮮荷銀竹扁西翠（鮮荷汁、銀花、竹葉心、扁豆花、西瓜皮、西瓜翠衣）（清熱活絡）。

月華丸：山地百苓阿貝沙；二冬桑菊獺肝七（懷山、百部、川七）（慾嗽）。

三拗湯：麻杏草（宣肺平喘、祛風散寒）。

葶藶大棗瀉肺湯：大棗十二枚（痰涎壅盛）。

生脈散：參麥味（熱傷元氣）。

肺炎驗方：麻杏紅白；菀鬱半薤蟬（橘紅、白芥子、鬱金、薤白、蟬蛻）。

肺癆藥：獺肝白芨金線草。紫菀湯。

玉真散：星風麻芷羌薑附（防風、天麻、薑汁）（口噤角張、破傷風）。

撮風散：蜈鈎蠶蠍硃麝（小兒破傷風）。

解勞湯：苓薑棗草；柴芍鼈殼（枳殼）（膽石緩痛）。

大腹水腫湯：昆藻牛牽椒葶桂（牛黃、牽牛、椒目、葶藶、桂心）（心臟衰弱、二便不暢）。

疏肝流氣飲：枳砂烏沒鬱；二芍香陳沉（枳殼飛木香）（肝硬化、胸膈不舒）。

肝癌驗方：二舌半連（鴨舌廣一兩、白花蛇舌草二兩、半枝連一兩、加烏糖間爀肉。水十八碗煎成四碗。）（各種惡性腫瘤）。

消渴丸：玄柏懷瀉地；粉草骨鬚芪（地骨皮、粟米鬚、天花粉）（糖尿病）。

茯苓飲子：二茯薑草半；橘皮麥檳沉（赤苓、茯神、炙草）（怔忡痰飲）。

七福飲：歸地志仁參朮草（酸棗仁、炙草）（怔忡失眠）。

瘧疾七寶丹：青陳草果朴檳常（甘草、草果、厚朴、常山）（各種瘧疾）。

博濟仙方

角、男科：廿八星宿

角、血不養肝：四物二地楝（川楝子）。

亢、痰氣凝滯：二陳湯加黨參（陳苓半草薑）。

氐、熱困乘風：蘇蔞草芍；枳朴檳柴（蘇葉、栝蔞）。

房、脾虛胃弱：朮桂首苓香附草（玉桂、首烏、炙草）。

心、感暑濕鬱：藿蘇腹朮（大腹皮）。

尾、肝經木動：桂芍（白桂木、白芍和紋銀煎）。

箕、平肝活血：玄脂菊芍；草地通事（石脂、木通）。

斗、痰隔中虛：苓蔞芍草；砂朮洋參。

牛、中寒胃虛：附桑棗草；朮黨丹參（附子一錢、桑寄生三錢）。
女、水不制火：二地五味；麥黨杜菟（杜仲、菟絲子）。
虛、養心除痰：二仁棗草；丹歸天冬（酸仁、柏仁、丹參）。
危、風入骨節：釵斛虎骨；朮續故歸（故紙二錢）。
室、暑濕侵腎：藿車扁腹燈（事前。扁豆、燈心）。
壁、疏表除濕：木瓜草節；獨朮旋銀（旋覆花、金銀花）。
奎、利濕清熱：赤芍金沙粉；土苓梔秋燈（海金砂、秋石一錢半）。
婁、怒氣傷肝：羌蟬連竹；菊芍荷蒺（蟬衣、卜荷、白蒺藜）。
胃、虛火浮托：柏仁黨半味；苓菊芎苓玄。
昴、潤木滋金：二冬二地；二草二杏（南、北杏各一錢半）。
畢、養肝滋水：杜杞故藕；芍白丹砂（甘杞、、人中白、丹參）。
觜、行痰降火：陳連蔞芍；軍牛砂燈（酒軍一錢、牛黃一分）。
參、氣弱風痰：朮苓半草；米黨芎薑。
井、火燥肺金：北杏芨合（白芨、百合）。
鬼、食滯不消：檳楂朮芍；仙麯青萊（水仙子半錢、萊菔子）。

柳、發表攻裡：苓芎葛芍；枳朴柴歸（枳殼半錢、厚朴）。

星、心血憂虧：柏萸草地；圓志黨菖（柏子仁、山茱萸、桂圓肉）。

張、固表調胃：四君麥芪菊。

翼、解暑和濕：草梢山豆藿；扁腹粉柏萸（山豆根、黃柏）。

軫、氣弱筋痿：獨龍甲虎；芍續筋藤（龍骨二錢、穿山甲二片、虎脛骨二錢、寬筋藤二錢）。

徵、婦科：干支三奇

甲、平肝活血：地骨草梢芍；膠梔枳楝燈（阿膠二錢、枳殼一錢半）。

乙、氣滯血凝：二香二木；便地芍桃（香附、檀香、木通、蘇木、童便）。

丙、養脾潤肺：四君黨菀；歸芍桑砂（紫菀、桑寄生）。

丁、養陰除煩：二澤膠鬱；枳芍台烏（澤瀉、澤蘭）。

戊、養心和血：桑芷丹貞地（丹參、女貞子）。

己、行痰降火：蔞葛粉地；腹芍梔桔（梔子、桔梗）。

庚、水潤火炎：二山黨麥；歸瀉苓丹（六味丸加減）。

辛、內寒外熱：歸芍桂心地骨旋（旋覆花）。

壬、息風清濕：獨朮薑棗；木加枯藁（木瓜、五加皮、夏枯草、藁本）。

癸、燥火爍金：天冬杏草；合味粉梔（百合、五味、花粉）。

子、定驚養血：金銀朱柏菖（金箔六片、紋銀、柏子仁、石菖蒲）。

丑、引毒通利：草梢芪土茯；銀翹柏草霜（銀花、黃柏、百草霜）。

寅、去瘀生新：人乳童便。

卯、思慮傷神：歸芍丹冬；膠首味酸（丹參、天冬、首烏、酸棗仁）。

辰、熱痰困蔽：地骨茅根陳（白茅根）。

巳、清濕退腫：二苓澤薏；膝車青燈（茯苓、豬苓、苡仁、牛膝、車前、青皮）。

午、行痰開鬱：青木榆鬱；膠首芍楂（木香、地榆）。

未、風動肝虛：歸芎芍艾；鼈黨桑香（艾葉、鼈甲、香附）。

申、上焦浮火：柿霜射地竹燈玄（射干、竹葉、玄參）。

酉，肺熱脾濕：歸芎丹地皮；苓瀉草梢雙（雙白皮二錢）。

戌、陰火中燒：朱苓斛澤；香砂風桔（朱砂、石斛、澤瀉、香附，防風）。

亥、清熱搜毒：赤茯草節；萆銀芪鼈（萆薢、銀花）。

開、疏表導滯：芒核穀麴；蘇柴萊桔（穀芽、神麴）。

休、血不營經：筋藤虎脛獨膝續（寬筋藤、續斷）。

生、痰火束滯：知膏貝芍；桔草礞荊（礞石、荊芥）。

宮、幼科：北斗七星

樞、風痰驚怕：蟬貝荊；鈎辰紅（辰砂二分、橘紅八分）。

璇、痰滯腹痛：風陳朴楝；麻朮殭前（天麻、殭蠶、前胡）。

璣、脾胃洩弱：白皮蕃薯與車前同煮。

權、和陽活血：桔玄地芍；葙菊荷賊（青葙子、木賊）。

衡、腎弱脾虛：朮苓歸芍；草棗黨鰾（黨參、海螵蛸）。

陽、平肝降火：燈竹草朱鈎蟬（鈎藤、蟬衣）。

光、祛風散毒：銀芪紛草；土茯蔥風（天花粉、蔥白）。

商、外科：奇門九宮

蓬、散毒消火：柴梔茅竹知芩連（白茅根、淡竹葉）。
芮、涼血解毒：赤銀丹草荊蒿茵（赤芍、丹皮、青蒿）。
冲、血淋淋漓：昆帶英綠；草決赤銀（蒲公英、綠豆殼、草決明）。
輔、風濕外癢：艾膚蒼萍礬（大風艾、地膚子、水浮萍）（煎洗）。
禽、風濕疥癩：枯蘇二木薏荷黃（夏枯草、木瓜、木通、大黃）。
心、因風作癢：芍地荊蠶風艾萍（荊芥、蠶砂）（煎洗）。
柱、血熱鬱結：二麻赤地丹茅茹（天麻、麻黃、赤芍、丹皮、竹茹）。
任、腎鬱癃閉：通味知柏六一散（木通、黃柏、滑石、甘草）。
英、火毒外發：龜鼈地味知柏膠（阿膠）。

羽、眼科：十二月令

端、肝虛風動：荊風杞菊；蟬密荷蒺（密蒙花、白蒺藜）。
花、肝膽鬱火：銀菊膽枯明（龍膽草、夏枯草、元明粉）。

桐、風火極癢：荊藜羌荷六一散。

梅、視覺朦朧：人乳和冰片點患處。

蒲、制火養陰：龜鼈沙苑澤；貞玉釵斛前（沙參、沙苑、女貞子、玉竹）。

茘、膠黏兩目：膽黛羚茹連地（膽草、青黛、羚羊角、竹茹）。

瓜、腎虛朦朧：菟苑貞杞味賊車（沙苑、木賊、車前）。

桂、熒惑視昏：二仁志合；杞神精熟（蕤仁，柏仁、茯神、穀精）。

菊、風眠內障：羌風薄夜蟬賊精（夜明砂、穀精子）。

陽、血淚痛流：寒水明粉草滑（和白粥水食）。

葭、痛刺難當。大田螺入冰片、取水點眼。

臘、重見光明：夜明人甲黛；爐石薄冰連（夜明砂、手指甲炭、爐甘石、冰片）共為細末。

久旱望甘霖，沛然今日興；

光明照大地。萬物藉發生。

欲以玄學中醫學的「陰陽五行」的原理思惟來「處方用藥」的「中醫師」們，請參考「方藥玨」。

方藥玨（方與藥合璧）

中醫用藥提示

陰、臟腑及其所屬病變與用藥法則提要

子、膽：足少陽經

日、病變：

甲、司相火

（日）、火逆為頭脹，目赤，咽乾，口苦，夢遺。（一般亦稱肝火）

（月）、火衰為吞酸、反噁。

乙、性剛：為惱怒、發狂。（亦稱肝火）

丙、決斷所出：虛則為膽怯，善恐易驚，臥不安。

丁、主半表裡：為寒熱往來。

戊、經絡循行部位：常見者為暴聾、耳熱。

己、與肝為表裡：常與肝症錯雜出現。

月、用藥法則：見肝。

丑、肝：足厥陰經

日、病變：

甲、藏血：

（日）、血虛為形瘦，面色、指甲不華，目眩，髮脫，筋惕肉瞤，舌質淡，唇白，脈細。

（月）肝血凝滯為脇痛如刺，脇下痞塊。

乙、舍魂：為失眠難寐，多夢驚醒。

丙、氣為用：

（日）、氣太強則橫逆，見胸脇脹滿，精神易於激動。（一般指肝氣）

（月）、氣不條達，見憂鬱不歡，精神痿靡，多悲觀消極。（即肝鬱）

丁、性喜溫：

（日）、寒則生氣不充，見四末逆冷。

（月）、血虛生熱，見手足心熱，潮汗。

戊、志為怒：見急躁，忿恚，罵詈，發狂。（一般指肝火）

己、謀慮所出：為多疑善慮。（能導致氣鬱和血虛）

庚、罷極之本：見疲乏，不耐操勞。

辛、藏相火：火逆見頭脹，面熱，目赤，口苦咽乾。（相火指膽火，在肝病上亦稱肝火。）

壬、通於風氣：血虛生風，見目眩眼花，四肢麻木抖動抽搐，舌顫。（即內風，輕者稱肝陽，重者稱肝風，亦概稱風陽。）

癸、開竅於目：

（日）、血虛為目乾且澀，視物模糊，雀盲。

（月）、肝熱為目赤紅腫，流淚，畏光。

水、主筋：血不養筋，為筋惕肉瞤，拘攣，軟弱。（爪為筋之餘，灰指甲亦屬血虛，膝為筋之府，筋病多膝部屈伸不利。）

木、為女子先天：指女子生殖系統，包括沖、任奇經，其病月經不調，不孕，小產等。

火、肝經循行部位：常見者為脇肋、少腹脹痛，頸側、腋下瘰癧，偏疝墜痛等。

土、與肺脾相剋：

（日）木剋土：先見肝氣旺，後見脾胃症。

（月）金剋木：先見肺氣盛，後見肝症。

金、與腎心相生：

（日）、水不生木：由腎陰虛而後出現肝虛症。

（月）、木不生火：由肝臟氣血虛而後出現心虛症。

樞、與膽為表裡：肝熱為口苦；肝虛為膽怯。

月、用藥法則：

肝膽發病，以肝為主體。內經上說：「肝苦急，急食甘以緩之。」又曰：「肝欲散，急食辛以散之；用辛補，酸瀉之。」這是指肝病用藥的原則。肝臟病變主要是血和氣兩個方面，血虛、血滯、氣逆、氣鬱等，不僅引起本身發病，也能影響各組織功能異常及其他內臟為病。故治療肝病應看重補血、和血、調氣，再從其病因及特殊現象，使用清肝、溫肝、鎮肝等法。

甲、補血：如歸身、白芍、首烏、阿膠、潼沙苑、枸杞子、桑椹。
乙、和血（包括活血）：如當歸、川芎、赤芍、丹參、雞血藤、益母草等。
祛瘀：如紅花、桃仁、澤蘭、充蔚子等。
丙、理氣：如鬱金、佛手、香附、延胡索、木香、枳殼、陳皮、沈香等。
丁、清肝：如牡丹皮、黃芩、梔子、夏枯草、青黛、牛黃等。
瀉肝：如龍膽草、蘆薈等。（清膽同）
戊、溫肝：如肉桂、吳茱萸、丁香、艾葉等。（溫膽是助其升發之氣，與此義不同。）
己、鎮肝（包括潛陽）：如鈎藤、天麻、代赭石、菊花、石決明等。
熄風：龜板、羚羊角、珍珠、蠍尾等。
庚、目赤：如青葙子、木賊、密蒙花、菊花等。
辛、雀盲視昏：羊肝、鮑魚、枸杞子、石斛、菊花等。
壬、瘰癧：海藻、昆布、旋覆花等。
癸、癥瘕痃癖：三棱、莪荒等。
水、疝氣：橘核、川楝子、小茴香等。

木、月經血多：烏賊骨、血餘炭、側柏葉等。

寅、肺：手太陰經

日、病變：

甲、主氣：

(日)氣虛為呼吸短促，音低。

(月)氣壅為喘呼，胸悶。

乙、輸布津液：見口乾，皮膚枯燥；痿躄。

丙、司肅降：

(日)、氣逆為咳嗽、氣喘。

(月)、傷絡為吐血。

丁、主皮毛：為多汗，易感冒。

戊、開竅於鼻：不聞香臭，流涕，鼻滿，鼻扇。

己、喉為肺系：

(日)、肺虛為失音。

（月）、受寒為喉癢、音嘎。
（星）、受熱為喉痛咽腫。
（辰）、痰阻為喉有拉鋸聲、哮喘。
庚、上氣海：氣滯見胸悶、胸痛。
辛、水之上源：肺閉則小便不利。
壬、肺經循行部位：常見者為缺盆中痛，肩胛連手臂痛。
癸、與大腸為表裡：肺津不佈，則大便困難。
水、與脾腎相生：
（日）土不生金：先有脾弱，後見肺虛症。
（月）金不生水：先有肺虛，後見腎陰不足症。
木、與肝心相剋：
（日）金剋木：先有肺實，後見肝氣鬱滯症。
（月）火剋金：先有火旺，後見肺熱症。
月、用藥法則：
《內經》上說：「肺苦氣上逆，急食苦以泄之。」又曰：「肺欲收，急食酸以收之；用酸補之，辛瀉之。」這是治療肺病用藥的原則。肺的作用在氣，氣和則外護皮毛，內司清肅，津液輸布，呼吸調勻，所以補氣、肅氣和生津為肺的主治。由毛皮不固，外邪侵襲，容易引起咳痰，故宣肺、清肺和止咳化痰亦佔重要治法。

甲、補氣：如人參、黃芪、山藥、冬蟲草等。

乙、肅氣：如蘇子、白前、前胡、旋覆花等。

丙、生津（潤肺）：如北沙參、麥冬、玉竹、百合、梨皮、蜂蜜等。

丁、宣肺：如麻黃、紫蘇、防風、荊芥、桔梗等。

戊、清肺：如桑葉、菊花、黃芩、栝蔞皮等。

己、止咳化痰：如杏仁、前胡、牛蒡子、貝母、馬兜鈴、枇杷葉、竹瀝、天竺黃、海浮石、制南星、白果等。

逐痰：如白芥子、葶藶子、皂角、礞石等。

庚、鼻塞流涕：如辛夷、白芷、藁本、蒼耳子等。

辛、咯血：茜草根、側柏葉、旱蓮草，藕節、白茅根、仙鶴草等。

壬、失音：鳳凰衣、玉蝴蝶、蟬蛻、膨大海等。

癸、咽喉腫痛：玄參、山豆根、射干、馬勃等。

卯、大腸：手陽明經

日：病變：

甲、主傳導：為便秘、泄瀉。

乙、司魄門：指肛門，見痔瘡、便血。

丙、與肺為表裡：便秘而胸膈滿悶。

月、用藥法則：見胃（與胃同為傳化之腑）。

辰、胃：足陽明經

日、病變：

甲、水穀之海．食慾減退，作脹。

乙、宜和降：為泛惡，嘔吐，呃逆，噯氣，中脘痛。

丙、為陽土：見饝雜，口渴引飲，消穀善飢，口臭等症。

丁、胃經循行部位：常見者為牙齦腫痛。

戊、與脾為表裡：脾弱為消化不良。

月、用藥法則：

胃與大小腸均傳導化物而不藏，故治法主要在和胃疏腸。但胃為陽土，熱症較多，熱又易傷津液，同時大腸不固則大便泄瀉，故清胃、生津和固腸亦為重要治法。

甲、和胃：如藿香、豆蔻、半夏、陳皮、枳殼、佛手等。

乙、清胃：如石膏、知母、黃芩、滑石、蘆根、竹茹等。

丙、生津：如石斛、天花粉、玉竹、麥冬等。

丁、疏腸（即通大便）：如，

（日）攻下：大黃、玄明粉、番瀉葉（寒下）。

蓯蓉、硫黃、巴豆（溫下）。

（月）潤下：火麻仁、鬱李仁、瓜蔞仁、柏子仁．

（星）逐水：商陸、甘遂、大戟、芫花。

戊、固腸（即止瀉）：如，

（日）寒瀉症：煨薑、益智仁、肉果。

（月）熱瀉症：黃連、白頭翁、秦皮、葛根。

（星）久瀉症：赤石脂、禹餘糧、訶子、石榴皮。
己、嘔吐：黃連、半夏、枳實、竹茹、吳萸、生薑。
庚、呃逆：丁香、柿蒂、刀豆子。
辛、傷食：六神麯、山楂、萊菔子、穀芽、麥芽。
壬、裡急後重：木香、檳榔、赤白芍。
癸、便血：槐花、地榆、側柏葉、赤小豆。

巳、脾：足太陰經

日、病變：

甲、司中氣：
（日）氣虛為倦怠無力，懶言，嗜臥，行動氣短。
（月）氣滯為脘腹脹滿。
乙、主運化：中陽不運，為食後難化，脹滿。
丙、性升：
（日）、清陽不振為眩暈。

（月）、中氣下陷為脫肛，小腹脹墜。

丁、惡濕：

（日）、濕阻為目胞腫，腹脹，泄瀉，黃疸。

（月）、濕停成水，泛於肌膚為浮腫，下注為腳氣。

戊、統血：為便血，婦科為崩漏。

己、主肌肉：見消瘦，䐃肉脫。

庚、主四肢：為沉困無力。

辛、開竅於口舌：

（日）、濕阻為口淡，口膩，舌胖，舌苔厚。

（月）、濕熱內蘊為口甘，口臭，口舌生瘡生疳。

壬、其華在唇：脾虛為唇白；脾熱為唇絳、唇裂。

癸、後天之本：見食呆不化，泄瀉不止。

水、經絡循行部位：常見者為髀痛。

木、與胃為表裡：脾不為胃行其津液，則大便難。

火、與心肺相生

（日）、火不生土：先有心陽虛，而後見脾虛症。

（月）、土不生金：先有脾弱，而後見肺虛症。

土、與肝腎相尅：

（日）、木尅土：先有肝氣，後見脾不健運症。

（月）、土尅水：先有脾實，後見腎虛症。

月、用藥法則：

《內經》上說：「脾苦濕，急食苦以燥之。」又曰：「脾欲緩，急食甘以緩之；用苦瀉之，甘補之。」這是治療脾病的用藥原則。脾主中氣，體陰而用陽，陽氣不運，最易濕阻，治法以溫陽、益氣及調中、化濕為主。

甲、溫陽：如乾薑、附子。

乙、益氣（即補中）：如黃芪、黨參、白朮、山藥、白扁豆、大棗。

丙、調中：如藿梗、蘇梗、砂仁、木香、檀香。

丁、化濕：如蒼朮、厚朴、草果、半夏、茯苓、陳皮、苡仁。

戊、泄瀉：炮薑、肉果。

己、水腫：大腹皮、冬瓜皮、澤瀉、車前、生薑皮。

庚、黃疸：茵陳。
辛、腳氣：木瓜、檳榔。
壬、便血、崩漏：阿膠、地榆、側柏葉、灶心土。
癸、脫肛：升麻、柴胡、葛根。（升提）

午、心：手少陰經

日、病變：

甲、生血：血虛為面色不華，少氣。
乙、主脈：
（日）、心氣不足，為脈象細弱結代
（月）、血行障礙，為左胸痛，不得息，手臂痠痛麻木。
丙、司君火：
（日）、火旺為心煩，發狂。
（月）、火衰或受寒而陽氣內鬱，為心痛，面青氣冷，手足青至節。
丁、藏神：

（日）、血虛而神不安，見心悸，怔忡，失眠，健忘。

（月）、熱邪侵擾，見昏迷譫語。

戊、開竅於舌：

（日）：火旺為舌尖紅刺，重舌。

（月）：風痰阻絡，為舌強，語蹇。

己、汗為心液：見多汗。

庚、心經循行部位：常見者為手心熱，手臂攣急疼痛。

辛、與小腸為表裡：心熱為禸腸不便。

壬、與肺為君相：為營衛不和，胸悶，氣促。

癸、與肝脾相生：

（日）：木不生火：先有肝血虛，後見心氣衰弱症。

（月）、火不生土：先有心陽虛，後見脾不健運症。

水、與肺腎相剋：

（日）、火剋金：先有心火旺，後見肺失清肅症。

（月）、水剋火：先有腎寒，後見心陽虛症。

月、用藥法則：

《內經》曰：「心苦緩，急食酸以收之。」又曰：「心欲輭，急食鹹以輭之；用鹹補之，酸瀉之。」這是治療心病用藥的原則。心生血，血行脈中，心主火，火即心陽，故凡血虛和陽氣太亢、不足，均能影響血液循行，致功能失常。故心病治法，以和血及清火、通陽為主。

甲、和血（包括補心）：如生地、麥冬、炙甘草、當歸、龍眼肉、丹參、三七、藏紅花、琥珀、血結等。

乙、清火（包括瀉心）：如黃連、蓮子心、連翹、竹葉心、燈芯、山梔子等。

丙、通陽：如桂枝、人參、遠志、益智仁、紫石英。

丁、心悸、失眠：酸棗仁、柏子仁、茯神、龍齒、合歡花、硃砂（即安神）。

戊、神昏、發狂：犀角、石菖蒲。（即開竅）

己、多汗：糯稻根、浮小麥、碧桃乾、麻黃根。

庚、胸痺：薤白、栝蔞、鬱金。

未、小腸：手太陽經

日、病變：

甲、主化物：見消化不良，腹脹，繞臍痛，腸鳴，矢氣等。

乙、為火府：

(日)、受寒為寒疝腹痛。

(月)、蘊熱為便秘、口糜。

丙、與心為表裡：有熱則胸悶心煩。

月、用藥法則：見胃（與胃同為傳化之腑）。

申、膀胱：足太陽經

日、病變

甲、水府：

(日)、不利為癃。

(月)、不約為遺尿，頻數，尿有餘瀝。

(星)、有熱則尿黃赤，尿血，尿道澀痛。

乙、氣化能出：腎虛氣化不及，為小便不利。

丙、與腎為表裡：症如上。

月、用藥法則：見腎

酉、腎：足少陰經

日、病變：

甲、腎為水火之臟：

（日）、水指腎陰，陰虛為潮熱，骨蒸。腰痠，膝輭。

（月）、火即命門之火，指腎陽，陽虛為畏寒，手足清冷。

乙、藏精：為遺精、滑精。

丙、主作強、技巧：見腰痠，脊不能舉，迷惑善忘。

丁、性寒：為畏寒，厥逆。

戊、主納氣：為喘促，呼多吸少。

己、主骨髓：為骨痿行立無力。（齒為骨之餘，為齒浮而長；腦為髓海，為頭眩空鳴。）

庚、開竅於耳：為耳鳴，耳聾。

辛、其華在髮：為髮脫。

壬、腰為腎府：陰虛為腰痠；陽虛為腰背冷。

癸、司二便：為泄瀉，遺尿，尿頻。

水、為先天：指男子生殖系統，為陽痿、精冷、無子。

木、腎經循行部位：常見者為腰、背、下肢沉重疼痛。

火、與膀胱為表裡：氣化不及，為小便不利。

土、與肝肺相生：

（日）、水不生木：先有腎陰虛，而後見肝血不足症。

（月）、金不生水：先有肺虛，而後見腎陰不足症。

金、與心脾相剋：

（日）、水剋火：先有腎寒，後出現心陽虛症。

（月）、土剋水：先有脾實，後出現腎虛症。

月、用藥法則：

《內經》曰：「腎苦燥，急食辛以潤之。」又曰：「腎欲堅，急食苦以堅之；用苦補之，鹹瀉之。」這是治療腎病的用藥法則。腎分陰陽，功能是統一的，且多出現相對的偏盛偏衰，故治法以滋腎和溫腎為主。但不能絕對分開，尤其是補陽常在補陰的基礎上進行。膀胱、三焦屬腑，以通利為主，必要時由命門來治療，所謂氣化。

甲、滋腎：一般所說陰虧，多指腎陰，故滋腎亦稱養陰。如生地、熟地、山茱萸、黃精、龜板、女貞子、蕤仁、豬脊髓、魚鰾膠。

乙、溫腎：一般所說陽虛，多指腎陽，故溫腎亦稱扶陽。如附子、肉桂、巴戟天、補骨脂、胡蘆巴、益智仁、仙茅、鹿茸。

丙、利膀胱：即通小便，如茯苓、赤苓、豬苓、澤瀉、車前子、冬瓜皮、木通、通草。

丁、通三焦：即行氣法，如木香、香附、厚朴。

戊、潮熱骨蒸：地骨皮、銀柴胡、白薇。

己、腰痛膝輭：杜仲、續斷、桑寄生、狗脊、懷牛膝、木瓜。

庚、耳鳴耳聾：磁石、核桃肉、黑芝麻。

辛、氣喘：五味子、蛤蚧尾。

壬、遺精：桑螵蛸、金櫻子、蓮鬚、芡實、煅龍骨。

癸、陽痿：海狗腎、仙靈脾、鎖陽、蠶蛾、海馬、蛇牀子、韮子。

戌、心包絡：手厥陰經

日、病變：

甲、心臟實症多為包絡受邪。

乙、與三焦為表裡，症常互相傳受。

月、用藥法則：見心

亥、三焦：手少陽經

日、病變：

甲、水府：

(日)、不利為癃。

(月)、不約為遺尿，頻數，尿有餘瀝。

(星)、有熱為尿黃赤，尿血，尿道澀痛。

乙、氣化能出：腎虛氣化不及，為小便不利。

月、用藥法則：見腎（三焦上連肺，下屬腎）。

陽、藥效分類與性味、歸經、作用、適應症

分類要點：配合汗、吐、下、和、溫、清、消、補八法與祛風、濕、痰，潤燥，理氣、血，宣竅，鎮潛，收澀，驅蟲，外用，麻醉等，共二十綱編列。每綱首冠以說明，綱下再分目。

角、解表藥：

凡能夠發汗解表邪的藥物，叫做解表藥。多具有辛味，辛能發散，故能解表。此外，借其發散表邪的作用，還有透疹、退腫、消散瘡瘍等功效，用以治療麻疹初起、疹未透發，瘡瘍初起或水腫初期有惡寒發熱表證，以及風濕在表，肢體疼痛的患者。

由於感受外邪有寒熱的不同，藥有溫涼的差異，可分辛溫解表藥與辛涼解表藥。

甲、辛溫解表藥：

本類藥物性味辛溫，有發散風寒作用。適用於風寒表證。症見惡寒重、發熱

輕、口不渴、有汗或無汗、舌苔薄白、脈浮緊或浮緩。

子、麻黃：辛、微苦，溫。入肺、膀胱經。

日、發汗散寒：風寒表實症。

月、宣肺平喘：痰哮氣喘實症。

星、利水消腫：水腫病而表實者。

丑、桂枝：辛、甘、溫。入肺、膀胱經。

日、發汗解表：風寒表症；發散肌表風寒。

月、溫經散寒：風寒濕痹；肢體關節疼痛。

星、通陽化氣：陽氣不行；水濕停留。

寅、紫蘇（蘇葉）：辛，溫。氣香。入肺、脾經。

日、解表散寒：感冒風寒；開宣肺氣。

月、行氣和中：感冒兼脾胃氣滯；胸悶嘔穢。

星、解魚蟹毒：吃魚蟹中毒引起之吐瀉、腹痛等症。

蘇梗：發表力薄，善於行氣開胸，適宜用在脾胃氣滯、胸悶不舒者。

夘、防風：辛、甘，微溫。質潤。入膀胱、肝、脾經。

日、解表祛風：風邪所致的頭痛、體痛、偏頭痛等症。

月、去濕止痛：風濕在表之關節疼痛。

星、破傷風之輔助藥。

辰、荊芥：辛，微溫。氣香。入肺、肝經。

日、解表祛風：感冒表證；瘡瘍初起有表症者。

月、透疹：麻疹初起，疹未透發，風疹搔癢等症。

星、炒黑用名荊芥炭，有止血作用。

巳、羌活：辛、苦，溫。氣香烈。入膀胱、腎經。

日、解表散寒：惡寒、發熱、頭痛，肢體疼痛。

月、通痹止痛：風寒濕痹痛；痛在上半身者。

午、生薑：辛，溫。有辛辣味。入肺、胃經。

日、解表散寒：配伍他藥增強發汗解表的作用。

月、溫中止嘔：風寒嘔吐。

星、散寒止咳：肺寒痰飲咳嗽。

辰、與大棗同用能調和營衛。

象、解半夏、南星、魚蟹毒。

未、蔥白：辛，溫。入肺、胃經。

日、發汗解表：風寒表症。

月、散寒通陽：寒凝氣滯所致的腹脹腹痛。

申、香薷：辛，微溫。氣香。入肺胃經。

日、解表祛暑化濕：夏天感冒暑濕表症。

月、利水消腫：水濕浮腫，小便不利。

酉、垂絲柳（檉柳、西河柳）：辛，平。入肺、胃經。

日、解表透疹：麻疹初期，透出不暢。

戌、辛夷花（木筆花）：辛，微溫。入肺經。

日、祛風通鼻竅：鼻淵、頭痛、鼻塞，流濁涕。

亥、蒼耳子：辛、微苦，溫。入肺經。

日、通鼻竅：鼻淵、頭痛、流濁涕等症。

月、散風祛濕：皮膚癢疹及風濕痹痛。

乙、辛涼解表藥：

本類藥物性味辛涼，有疏散風熱作用。適用於風熱表症。症見發熱、微惡風寒、口渴、舌苔薄白或微黃、脈浮數等。

子、薄荷：辛，涼。氣清香。入肺、肝經。

日、疏散風熱：感冒風熱，發熱、頭痛、咳嗽。

月、清頭目，利咽喉：頭痛目赤、咽喉腫痛。

星、透疹：麻疹初期，透出不快，風疹搔癢等症。

辰、疏肝開鬱：肝氣鬱滯的胸悶脇痛。

丑、牛蒡子（鼠粘子）：辛、微苦，微寒。入肺、胃經。

日、疏散風熱，利咽散結：咽炎、發熱、咳嗽等症。

月、解毒透疹：小兒麻疹初期，風熱、瘡瘍等症

寅、蟬退（蟬衣、蟬蛻）：甘、鹼，微寒。入肺、肝經。

日、疏風清熱：感冒風熱及溫病初期有表症者。

月、透發麻疹：小兒麻疹初期；風疹身癢。

星、明目退翳：目赤腫痛，眼生翳障。

辰、定驚解痙：小兒驚風，肝經熱盛抽搐。

卯、桑葉：甘、微苦。入肺、肝經。

日、疏風清熱：感冒風熱，發熱、頭痛、咳嗽。

月、清肝明目：目赤、澀痛、多淚；眼目昏花。

辰、菊花：甘、微苦，微寒。入肺、肝經。

日、疏風清熱：感冒風熱，發熱、頭痛等症。

月、清肝明目：肝經風熱所致的目赤、澀淚。

星、平肝熄風：肝陽上亢之頭暈、頭痛、目眩等症。

巳、葛根（乾葛）：甘、辛，涼。入脾、胃經。

日、解肌退熱：發熱頭痛而兼項背強硬者。

月、生津止渴：熱病口渴、煩渴。

星、透發麻疹：麻疹初期，透發不快者。

辰、止瀉治痢：熱瀉、熱痢。

午、柴胡：苦、微辛，微寒。入肝、膽經。

日、和解退熱：感冒發熱，少陽經症。

月、疏肝解鬱：肝鬱之頭暈目眩、兩脇作痛。

星、升舉陽氣：氣虛下陷之脫肛、子宮脫垂、胃下垂、下痢等症。

未、升麻：甘、辛，微寒。入肺、脾、胃經。

日、發表透疹：麻疹初期、疹透不快者。

月、升舉陽氣：升舉脾胃清陽之氣與中氣。

星、解毒：善於解毒。

申、蔓荊子（京子）：苦、辛，微寒。入肝、膀胱經。

日、疏散風熱，清利頭目：感冒風熱頭痛。

月、亦可治濕痺拘攣者，須與祛風濕藥同用。

酉、青蒿：苦、辛，微寒。香氣。入肝、膽經。

日、解暑清熱：夏季外感暑風，發熱無汗者。

月、退虛熱：用於多種虛熱症。

星、還可治瘧疾熱多寒少者。

戌、淡豆豉：甘、微苦，平。入肺、脾經。

日、解表：傷風感冒。發熱頭痛、鼻塞等。

月、除煩：熱病後引起之煩悶，與梔子同用。

亥、木賊：甘、苦。平。入肺、肝經。

日、疏風熱，退目翳：風熱目赤腫痛多淚。

水、浮萍：辛，寒。入肺經。

日、發汗解表：發熱頭痛身疼、及風熱癮疹等症。

月、行水消腫：熱症水腫，小便不利。

亢、催吐藥：

凡能引起或促使嘔吐的藥物，叫做催吐藥。

催吐藥物主要是催吐停留在咽喉、胸膈、胃脘等部位的有害物質，對於咽喉痰涎壅阻、頑痰停滯胸膈、宿食停留胃脘、誤食毒物尚在胃內未到腸中等症，均宜用催吐藥物使宿食或毒物或痰涎從口吐出，以緩和病勢而達到治癒疾病的目的。前人有「其高者，因而越之」的說法，正是指出使用催吐藥物的原則。

子、瓜蒂（甜瓜蒂）：苦，寒。有小毒。入胃經。

日、催吐：湧吐熱痰、宿食、毒物停聚胃中而體質壯實者。為劇性湧吐藥。

丑、藜蘆：辛、苦，寒。有劇毒。入胃、肺經。

日、催吐：功專湧吐風痰，用於風痰壅閉。

月、殺蟲：外用於疥癬蟲瘡。

寅、膽礬：酸、澀、辛，寒。有小毒。入肝、膽經。

日、催吐：湧吐風熱痰涎及痲癇、喉痺因於風熱痰涎壅盛所致者。

月、收濕斂瘡：用於口瘡、痔瘡、風眼赤爛、咽喉腫痛等症，可燒研泡湯外洗或研末吹喉。

氐、瀉下藥：

凡能夠引起腹瀉或潤滑腸壁而促進排便或排除胸腹積水的藥物，叫做瀉下藥。

由於瀉下藥具有攻下胃腸積滯，蕩滌實熱，攻逐水飲等作用，故凡是胃腸實熱積滯，燥矢內結，以及體內蓄水、冷積等邪實之症，而正氣未虛者，均可使用瀉下藥。

根據病情有輕重，瀉下作用有不同，瀉下藥又可分為攻下、潤下和逐水三種。

甲、攻下藥

根據病情有寒熱，藥性有寒溫的不同，本類藥又可分為寒下與溫下二種。

（日）、寒下藥：本類藥性味多屬苦寒，具有瀉熱通便的作用。適用於裡熱便秘實症，見潮熱譫語、口乾作渴、腹脹滿痛、大便秘結、舌苔焦黃、脈滑數等。

（月）、溫下藥：本類藥性味辛溫，具有祛寒通便作用。適用於寒積便秘實症，見脘腹冷痛、手足不溫、矢便秘結、舌苔白滑、脈沈弦或沈遲等。

子、大黃：苦，寒。入胃、大腸、肝經。一名川軍，酒炒用。

日、瀉熱通便：善於蕩滌腸胃實熱積滯。

月、活血祛瘀：經閉、少腹痛、腸癰、跌打損傷等症。

星、清熱解毒：可作燙傷及熱性瘡瘍外敷藥用。

丑、芒硝：鹼，微苦，寒。入胃、大腸經。

日、瀉熱通便，潤燥軟堅：實熱積滯燥結。

月、清熱解毒：外用點眼、擦口腔、咽喉等。

寅、番瀉葉：苦、甘，寒。入大腸經。

日、用於胃腸積熱，大便秘結，多單用泡開水服。亦可配入複方使用。

卯、巴豆：辛，熱。有大毒。入胃、大腸經。入藥多用巴豆霜。宜作丸、散劑。不宜湯劑。

日、瀉下冷積：寒實冷積，腹滿脹痛。

月、逐水消腫：晚期血吸蟲病腹水。

乙、潤下藥：

又稱緩下藥。本類藥物性味多屬甘平，富含油脂，具有潤燥滑腸的作用，使大便易於排出，瀉下作用較緩。適用於老年津枯，病後津液虧耗或產後血虛所致的大便秘結、習慣性便秘等。若津液虧損而致的便秘，可與養陰藥配伍；兼血虛者，宜與補血藥配伍；兼氣滯者，可與理氣藥配伍。

子、火麻仁（大麻仁、麻子仁）：甘，平。入脾、胃、大腸經。

日、滋養潤腸：為常用潤下藥。適用於老年、虛人、熱性病後或產後津枯血少的腸燥便秘以及習慣性便秘症。多與杏仁、白芍同用。如麻仁丸。

丑、鬱李仁（小李仁）：辛、苦、甘，平。入大腸、小腸、脾經。

日、潤腸通便；腸燥便秘，與麻子仁、柏子仁同用。

月、利尿消腫：腳氣、水腫而小便不通者。

丙、逐水藥：

本類藥物多具有毒性，瀉下比攻下藥尤為猛烈，能引起強烈腹瀉，具有攻逐水飲的作用，能使大量水分從大小便排除，以達到消除腫脹的目的。適用於胸積水，腹水，水腫等實症而體質強壯者。

子、商陸：苦，寒。有毒。入肺、脾、腎經。

日、逐水利尿：水腫腹滿實症，便秘、小便不利等。

月、外用消瘡毒：癰瘡腫毒。

丑、牽牛子：（又名：丑牛、黑丑、白丑）。苦，寒。有小毒。入肺、腎、大腸經。

日、瀉下逐水：胃腸實熱壅滯，水腫、腹脹、便秘等症。

月、殺蟲：蟲積腹痛。能殺滅蛔蟲和絛蟲。

寅、甘遂：苦，寒。有毒。入脾、肺、腎經。

日、瀉水逐飲：水腫腹滿實症，水飲積於胸脇（胸積水等）。

月、用治晚期血吸蟲病腹水患者，有一定療效。

卯、大戟（紅芽大戟）：苦，寒。有毒。入脾、肺、腎經。

日、瀉水逐飲：水腫腹脹實症；水腫喘滿。

月、消腫散結：癰瘡腫毒。可內服外敷。

辰、芫花：辛，溫。有毒。入肺、脾、腎經。

日、瀉水逐飲：長於瀉胸脇之水，用於懸飲（胸腔積液）。
月、殺蟲治瘡：小兒白禿、頭癬、頭瘡。為末外敷。

房、和解藥：

凡具有疏泄、和解作用的藥物，叫做和解藥。
根據病症的不同。和解藥可分和解表裡、調和肝脾、調和腸胃三種。

甲、和解表裡藥：

適用於邪在半表半裡症。症見寒熱往來、心煩喜嘔、胸脇苦滿、口苦咽乾、脈弦等。

乙、調和肝脾藥：

適用於肝氣鬱結，影響脾胃所致的胸脘脹滿、脇痛、噯氣吞酸、脈弦等肝脾失調、肝胃不和的症候。

丙、調和腸胃藥：

適用於胃腸氣機（功能）失調所致的上腹痞滿、噁心嘔吐、腹痛、腸鳴泄瀉等。
本綱藥物因已編入各有關綱目，如柴胡、青蒿、白芍等，這裡不另列和解藥專綱。

心、祛寒藥：

凡是藥性溫熱，能祛除裡寒，扶助陽氣的藥物，叫做祛寒藥。由於裡寒症的成因，有因於元陽不足，寒從內生或外寒直入於裡的不同，因此可分為溫中祛寒藥與溫腎回陽藥二種。

甲、溫中祛寒藥：

適用於脾胃虛寒：症見手足不溫、納穀不化、胸腹冷痛、嘔吐泄瀉、肢倦神疲、舌淡脈弱等。

乙、溫腎回陽藥：

適用於陰寒內盛，陽氣衰微，症見惡寒踡臥、四肢厥冷、下利清穀、神疲汗出、舌淡苔白、脈沉微，甚則脈微欲絕等。

因多數祛寒藥兼有溫中祛寒（屬溫中祛寒藥）及溫腎回陽（又屬溫腎回陽藥）兩種作用，故合而述之。

子、附子（淡、熟附片等）：辛，熱。有毒。入心、腎、脾經。

日、回陽救逆：陰寒內盛脈微欲絕之虛脫症。
月、溫腎壯陽：腎陽不足，陽痿滑精之症。
星、祛寒止痛：風寒濕痹，一身關節盡痛症。
烏頭：分川烏、草烏兩種，為附子之母根。長於祛風濕止痛。多用於風寒濕痹、腰膝痹痛等。
丑、乾薑：辛，熱。入心、肺、脾、胃、腎經。
日、溫中祛寒：脾胃虛寒症及腹痛泄瀉等。
月、回陽救逆：陽虛欲脫之症，與附子同用。
星、溫肺化飲：肺寒咳嗽，痰白清稀之症。
辰、溫經止血：炮焦名炮薑，苦溫而澀，溫守之力增強，用於虛寒性之吐便崩血等症。
寅、肉桂（玉、官桂，桂心）：辛、甘，大熱。入肝、腎、脾經。
日、溫腎壯陽：腎陽不足之滑精、腰膝冷痛等。
月、溫中祛寒：脾胃虛寒之胃痛、腹痛、泄瀉等。
星、溫經止痛：經脈受寒之經痛、陰疽症等。

辰、有引火歸源及鼓舞氣血生長的作用。

卯、吳茱萸：辛、苦，熱。入肝、胃、脾、腎經。

日、散寒止痛：肝胃虛寒，濁陰上逆之諸痛症。

月、降逆止嘔：肝經火旺，胃氣上逆之諸病。

星、有用於脾腎虛寒所致之五更瀉及腳氣等。

辰、蜀椒（川、花椒）：辛，熱。有毒。入脾、胃經。

日、溫中止痛：辣味。腹中冷痛或嘔吐下利。

月、驅蛔：因蛔蟲引起之腹痛、嘔吐、吐蛔症等。

椒目：蜀椒的種子。辛溫。功專利水消腫。

巳、丁香：辛，溫。入肺、胃、腎經。有公、母之分。

日、溫中降逆：為胃寒嘔吐、呃逆之要藥。

月、溫腎助陽：陽痿、子宮虛冷等症。

午、小茴香：辛，溫。入肝、脾、胃經。

日、理氣止痛：為治寒疝的常用藥。

月、溫中開胃：胃寒腹痛、嘔吐食少。

大茴香：作用較遜於小茴香，多作食物調味料用。

未、益智仁：辛，溫。入脾、腎經。

日、溫腎固精，縮小便：遺精、夜尿、遺尿。

月、溫脾止瀉：泄瀉、腹中冷痛、唾涎多等。

申、細辛：辛，溫。味厚氣烈。入心、肺、腎經。

日、溫肺化痰：感冒風寒或肺寒之咳嗽痰多。

月、祛風止痛：外感風寒所致之頭痛身痛症。

星、發表散寒：陽虛外感，寒邪入裡之症。多用於邪入少陰症。

酉、胡椒：辛，熱。入胃、大腸經。

日、溫中散寒：胃寒之嘔吐、泄瀉、腹痛等。

月、常作調味品用，有開胃醒脾的作用。

戌、高良薑：辛，熱。入脾、胃經。

日、溫中散寒止痛：院腹疼痛、嘔吐等症。

亥、華撥：辛，熱。入胃、大腸經。

日、溫中散寒：胃寒所致之嘔吐、腹痛等症。

尾、清熱藥：

凡是藥性寒涼，能清解裡熱的藥物，叫做清熱藥。由於熱症中有熱在氣分、營分、血分，以及虛熱、實熱等症的不同，故清熱藥中可分為清熱瀉火、清熱涼血、清熱解毒、清虛熱、清熱解暑等五種藥。

甲、清熱瀉火藥：

本類藥物多入氣分，適用於氣分實熱症，症見高熱、煩渴引飲、汗多、舌苔黃燥、脈洪大或滑數等。

子、石膏：甘、辛，寒。入肺、胃經。

日、溫熱病，熱在氣分，高熱、煩渴、汗出、脈洪等症。

月、肺熱咳嗽實症。肺炎及氣管炎屬實熱症宜。

星、溫熱病見氣血兩燔，熱毒發斑疹者宜用。

辰、頭痛、牙痛、咽喉痛等屬胃熱上攻者。

象、煅後名煅石膏，可收斂生肌、保護瘡面。

丑、知母：苦，寒。質潤。入肺、胃、腎經。

日、清熱除煩：熱病高熱、煩渴；肺熱咳嗽。
月、滋陰潤燥：肺腎陰虧，陰虛火旺。諸虛熱症宜。
星、配伍清熱生津藥可治消渴症（糖尿病）。

寅、梔子：苦，寒。入心、肺、肝、膽、三焦經。
日、清熱除煩：善清心肺三焦經之熱。
月、清利濕熱：膀胱濕熱、小便短赤澀痛症。
星、涼血止血：血熱所致之吐、衄、尿血等。可炒用。

卯、淡竹葉：甘、淡，微寒。入心、胃、膀胱經。
日、清熱除煩：熱病煩熱、口渴、舌瘡、齦腫等症。
月、利水通淋：熱淋、小便澀痛，小便短赤等。
星、有用於外感風熱者，有疏解表熱之作用。

竹葉卷心：初出之卷狀嫩葉，長於清心火。

辰、天花粉（栝蔞根）：苦、微甘，寒。質潤。入肺、胃經。
日、清熱生津：熱病津傷口渴，又治消渴症。
月、清肺化痰：肺熱燥咳，咳血等症。

星、解毒消腫：熱毒瘡瘍之症。

巳、蘆根：甘，寒。入肺、胃經。

日、清熱生津利尿：熱病心煩、口渴、尿短赤等症。

月、清胃止嘔：胃熱嘔吐呃逆。

星、民間有用於解河豚毒者。

午、夏枯草：甘、辛、微苦，寒。入肝、肺經。

日、清肝明目：肝火上炎之目赤腫痛。眩暈。

月、清熱散結：痰火鬱結之瘰癧、結核等。

未、黃芩（枯芩）：苦，寒。入肺、脾、胃經。

日、清熱瀉火：高熱、肺熱、癰瘍、高血壓等症。

月、清熱燥濕：胃腸濕熱泄瀉、膀胱濕熱等。

星、清熱安胎：孕婦有熱致胎動不安者。

辰、清熱止血：火盛迫血妄行之吐、衄、便血、血崩等症。

申、黃連（川連）：苦，寒。入心、脾、胃經。

日、瀉火解毒：各種熱毒症。如疔毒、腫毒等。

月、清熱燥濕：胃腸濕熱泄瀉；胃熱嘔吐。
星、清心除煩：心火亢盛所致之虛煩不眠症。
辰、清熱止血：火盛迫血妄行之吐、衄血症。
酉、黃柏（黃蘗）：苦，寒。入腎、膀胱、脾經。
日、瀉火解毒：與黃連基本相同，多用於下焦。
月、清熱燥濕：與黃連基本相同，唯力較不及。
星、瀉腎火：腎火亢盛之骨蒸、潮熱、盜汗、遺精等症。
戌、龍膽草：苦，寒。入肝、膽、膀胱經。
日、肝膽濕熱、鬱火引起諸症，如目赤、咽腫等。
月、肝火頭痛；邪熱熾盛，引動肝風之抽搐。
亥、蓮子心（蓮心）：苦，寒。入心經。
日、清心火：專清心經氣分之熱，力比竹葉大。
月、有降血壓的作用，用於實症高血壓。
水、決明子（草決明）：甘、苦，微寒。入肝、胃經。
日、清肝明目：善解肝經之鬱熱，為眼科常用藥。

月、潤腸通便：大便燥結及習慣性便秘。
木、密蒙花：甘，微寒。入肝經。
日、清肝熱，明目退翳：肝熱、目赤、多淚、生翳等症。
火、苦參：苦，寒。入心、肝、大腸經。
日、清熱燥濕：濕熱久痢，濕熱瘡毒等症。
月、祛風殺蟲止癢：陰癢、濕疹、疥癬、痲風、瘡癤等症。
星、清熱利水：小腸濕熱蘊結之小便不利。
土、秦皮：苦、澀，微寒。入大腸、肝、胃經。
日、清熱燥濕：濕熱下痢。如白頭翁湯。
月、清肝明目：肝熱目赤腫痛生翳等。宜外洗。
金、青葙子：苦，微寒。入肝經。
日、清肝明目：熱毒沖眼、赤障翳腫有效。
天、夜明砂：辛，寒。入肝經。即蝙蝠的乾燥糞便。
日、清肝明目：夜盲症，內外障翳等目疾。
月、消疳積：小兒疳積。

地、胡黃連（胡連）：苦，寒。入心、肝、脾經。

日、清熱燥濕：濕熱下痢及痔瘡。

月、殺蟲清疳：小兒廻蟲疳積發熱。

星、除陰分熱：陰虛發熱。配知母地骨皮等。

人、熊膽：苦，寒。入肝、膽、心經。

日、清熱止痙。高熱抽搐，小兒驚風癲癎等症。

月、清熱解毒：火毒、瘡瘍、腫痛，痔瘡疼痛等症。

星、清肝明目：肝熱赤痛生翳等，外滴亦可。

乙、清熱涼血藥：

本類藥物專入血分，適用於營分和血分實熱症，症見身熱煩躁、神昏，或譫語，或吐衄發斑、舌降而乾、脈數等。

子、犀角：苦、鹼，寒。入心、肝、腎經。

日、清熱解毒：溫熱病熱入營血、熱盛火熾等。

月、涼血止血：血熱妄行之吐衄、發斑等。

水牛角：與犀角基本相同，但效力較弱。

丑、生地黃（乾地黃）：甘、微苦，寒。質潤。入心、肝、腎經。
日、清熱涼血：溫熱病邪入營及各種出血症。
月、養陰生津：質潤多液而能養陰生津。用於溫熱病後期或陰虛火旺、消渴症等。
寅、玄參（元參）：甘、鹼、微苦，寒。質潤。入肺，胃、腎經。
日、清熱涼血：溫熱病熱入營血。如清營湯。
月、養陰清熱：質潤多液，用於熱病傷津。
星、瀉火解毒：溫熱病發斑，熱毒盛諸症。
辰、軟堅散結：痰火結核、瘰癧等病。
象、有用於脫疽，如血栓閉塞性脈管炎等。
卯、牡丹皮（粉丹皮）：辛、苦，微寒。入心、肝、腎經。
日、清熱涼血：血熱吐衄、斑疹；虛勞、發熱等。
月、活血祛瘀：血瘀經閉，腸癰、熱毒盛等。
星、有治高血壓及動脈硬化而見肝經鬱火症者。
辰、赤芍藥：苦，微寒。入肝、脾經。
日、清熱涼血：血熱吐衄，月經不調，肝火等症。

月、活血祛瘀：血瘀、痛經、經閉、損傷、瘀積等。

星、還可用於瘡瘍腫毒，與銀花連翹同用。

巳、地骨皮：甘、微苦，寒。入肺、肝、腎經。

日、清肺止咳：肺熱咳嗽，或肺熱喘咳。煎湯外洗可散肌熱。

月、退虛熱：虛勞及陰虛有汗、潮熱、骨蒸等症。

午、白薇：苦、微鹼，微寒。入肝、胃經。

日、清熱涼血：溫熱病熱入陰分，陰虛發熱，久熱不退，小兒夏季熱，婦女產後熱等症。

未、牛黃：苦、甘，涼。氣芳香。入心、肝經。為病牛的膽囊結石。

日、開竅豁痰：痰熱內閉心包之神昏譫語等。

月、熄風定驚：痰熱壅盛，神昏抽搐。

星、清熱解毒：咽喉腫痛潰爛及癰瘡腫毒。

申、銀柴胡：甘，微寒。入肝、胃經。

日、退虛熱：虛勞、骨蒸、潮熱，為退虛熱常藥。

月、清熱消疳：小兒疳積，發熱不退，煩渴躁急等。

酉、紫草：甘，寒。入肝、心經。

日、清熱涼血，解毒透疹：斑疹、血熱、毒盛等。

月、滑腸通便：血熱有便秘者，可配他藥。

戌、青天葵：甘，寒。入肺、心、肝經。

日、清熱涼血解毒：斑疹、咳嗽、咳血等。

亥、西藏紅花（采田紅花）：甘，寒。入心、肝經。

日、清熱涼血解毒：斑痧大熱、痲疹毒熾等。

丙、清熱解毒藥：

本類藥物有入氣分，有入血分的，長於清熱解毒。適用於瘟疫、丹毒、毒痢、疔瘡、癰腫等熱毒症。熱在氣分而火熱熾盛者，應配伍清熱瀉火藥同用；若熱毒在血分者，又當配伍清熱涼血藥同用。

子、金銀花（忍冬花）：甘，寒。入肺、脾經。

日、清熱解毒：熱毒瘡癰；胃腸濕熱泄瀉等症。

月、透表清熱：體輕而散，故清解表熱，常用於治療外感風熱及溫熱病初起者。

銀花藤（忍冬藤）：甘苦寒。清熱解毒，宣通經絡，用治濕火筋絡疼痛。

丑、連翹：苦、微辛，寒。入心、脾經。

日、清熱解毒散結：各種瘡瘍、腫毒、瘰癧、結核等症。

月、透表清熱：輕浮兼辛、外治風熱外感。

連翹心：連翹的種子，苦寒。清心熱涼血，用於熱邪內陷心包的神昏譫語症。

寅、紫花地丁（地丁草）：苦、辛，寒。入心、肝經。

日、清熱解毒，消癰腫、熱毒、瘡腫的常用藥。

卯、蒲公英：苦、甘，寒。入肝、胃經。

日、清熱解毒：肝熱目赤腫痛。

月、清癰散結：乳癰、腸癰，兼能通乳。

辰、大青葉（大青）：苦，寒。入心、胃、肺經。

日、清熱解毒：防治瘟疫及疫毒病、毒痢等。

月、涼血消斑：熱毒發斑。

板藍根：乃大青之根，寒性不及大青。功能清熱解毒，清利咽喉，治大頭瘟疫痄腮（腮腺炎）等。

巳、白頭翁：苦，寒。入胃、大腸經。

日、清熱解毒，涼血止痢：菌痢、原蟲痢等。
月、可配秦皮煎水沖洗陰道，治陰道炎。
午、魚腥草：辛、酸，微寒。入肺、大腸、膀胱經。
日、清熱解毒，消癰腫：肺癰胸痛，肺熱咳嗽。
月、清利濕熱：急、慢性泌尿系感染有效。
未、馬勃：辛，平。入肺經。為馬勃菌的子實體（菌體）。
日、清熱解毒，利咽喉：咽喉腫痛，咳嗽失音。
月、止血：多用於外傷出血，外敷用。
申、山豆根：苦，寒。入肺、胃經。
日、清熱解毒，利咽喉：咽喉腫痛、喉癰症。
月、抗腫瘤：多種腫瘤，尤以喉癌、肺癌有效。
星、外用可治子宮頸炎、口腔炎、痔瘡等。
酉、射干：苦，寒。入肺、肝經。
日、清熱解毒，利咽喉：咽喉腫痛。
月、降氣，祛痰：痰飲咳嗽，痰多氣喘。

戌、敗醬草：辛、苦，微寒。入胃、大腸、肝經。
日、清熱解毒，排膿消癰：腸癰及腫毒。
月、活血、祛瘀：胸腹疼痛，產後瘀阻腹痛。
亥、青黛：鹼、微苦，寒。入肝經。大青之加工品。
日、清熱解毒，涼血消斑：發斑、驚癎、腫毒等。
水、蘆薈：苦，寒。入肝、胃、大腸經。
日、瀉熱通便：熱結便秘或習慣性便秘症。
月、清熱瀉肝：肝經實火之秘結、躁狂、頭痛等。
星、清疳殺蟲：疳熱蟲積症。
木、白鮮皮：苦，寒。入脾、胃經。
日、清熱解毒，祛風除濕：風熱之濕疹、疥癬。
火、穀精草（穀精）：辛、甘，微寒。入肝、胃經。
日、疏散風熱，明目退翳：目赤羞明、障翳遮睛。
土、臘梅花：苦、甘，平。入肺、胃、肝經。臘梅花蕾。
日、清熱解毒，潤肺止咳：小兒肺熱咳嗽。

金、白蘞：苦、辛、微寒。入心、胃經。

日、清熱解毒，消癰腫：瘡瘍腫毒，止痛生肌。

丁、清虛熱藥：

又稱滋陰清熱藥，本類藥物清熱之中多有滋陰作用，適用於陰虛發熱或久熱傷陰者，症見午後潮熱、肌肉消瘦、面赤唇紅、困倦盜汗，或久熱不退、舌紅、脈細數等。本類藥已分別編入各有關綱目，故不另列專用的清虛熱藥類。如青蒿、鱉甲、知母、地骨皮等是。

戊、清熱解暑藥：

本類藥物以清解暑邪為主要功效，適用於暑熱症，症見身熱、煩渴、汗出、小便短赤、舌紅苔黃而乾、脈洪數等。暑病多夾濕邪，又暑熱每易傷津耗氣，故清熱解暑每配伍化濕或益氣生津藥同用。

子、西瓜翠衣（**西瓜皮**）：甘，微寒。入心、胃經。

日、清熱解暑，生津，利尿：用治暑熱病，發熱煩渴、小便短赤等；與解暑藥同用。

丑、荷葉（**蓮葉**）：甘、微苦，平。入肝、脾、胃經。

日、清熱解暑：暑熱症，與解暑藥同用。

月、升發清陽：脾虛泄瀉症，與健脾藥同用。

星、散瘀止血：各種出血症、鮮者止血較強。

荷梗：為蓮之葉柄。能通氣寬胸，多用於暑濕病，胸悶不暢。

箕、消導藥：

凡能消食導滯，增進食慾的藥物，叫做消導藥。

消導藥與瀉下藥都有清除有形實邪的作用，但消導藥一般用於較慢性的或較輕的脹滿、積聚之症，是一種漸消緩散的方法；瀉下藥一般是用於治急性有形實邪之症，為一猛攻急下的方法，兩者不同。

由消導藥配伍他藥，可有消食導滯與消痞化積的方劑（見下篇），此綱不再分目。

子、萊菔子：辛、甘，平。入脾、胃、肺經。為蘿蔔的種子。

日、消食導滯：食積所致的胃脘脹滿、噯氣吞酸，或腹痛泄瀉等症。

月、降氣祛痰：炒用；久咳痰喘實症。

丑、山楂：酸、甘，微溫。入脾、胃、肝經。

日、清食導滯：肉積不消、腹脹腹痛，泄瀉之症。

月、化瘀散結：並入血分。產後瘀滯腹痛。

寅、麥芽：鹼、甘，平。入脾、胃經。大麥的發芽麥粒。

日、消食健胃：米、麵、薯、芋等食物積滯不消所致之消化不良症。小兒乳食不化、吐乳及食慾不振者。

月、回乳：舒肝氣，並有抑制乳汁分泌的作用。欲斷乳、乳房脹痛者。

卯、穀芽：甘，平。入脾、胃經。粳稻發芽的穀粒。

日、消食健胃：善消穀滯。脾胃虛弱，食慾減退之症。

辰、雞內金（雞肫皮）：甘、澀，平。入脾、胃、小腸、膀胱經。

日、消食化積：飲食停滯所呈現的各種症候。

月、止遺尿：兼澀；用於小兒遺尿，遺精者。

星、化石通淋：砂淋（如泌尿系結石）。

巳、六麯（神麯、藥麯、建麯）：甘、辛、溫。入脾、胃經。為麵粉和其他藥物混合後經發酵而成的加工品。

日、消食和胃：感冒食滯之症。一般傷食積滯、泄瀉等。

午、五穀蟲（羅仙子）：鹼、苦：寒。入脾、胃經。天蠅的幼蟲。

日、清熱消疳：小兒疳熱。

斗、補益藥：

凡能夠補益人體氣血陰陽不足，以治療各種虛症的藥物，叫做補益藥。根據虛症有氣、血、陰、陽之別，補益藥相應的亦分為補氣、補血、補陰、補陽四種。

甲、補氣藥：

本類藥物性味大多屬甘平或甘溫，以補益脾氣肺氣為主，適用於氣虛症（脾肺氣虛），症見氣短聲低、懶言神疲、頭暈自汗、食慾不振、大便溏瀉、舌淡、脈虛弱等。

子、人參：甘、微苦，微溫。入脾、肺經。

日、大補元氣：氣虛欲脫的重症。如獨參湯。

月、補肺益氣：肺氣不足，氣短喘促。

星、益陰生津：消渴症。如病後津氣兩傷，汗多口渴，可配麥冬、五味子同用，如生脈散。

丑、黨參：甘，微溫。入脾、肺經。有路黨和臺黨兩種。

日、脾胃虛弱，症見食慾不振，肢體倦怠，或泄瀉、嘔吐以及久病氣虛等。

月、氣虛下陷所致的脫肛、子宮脫垂、胃下垂等症。功同人參，但力量較弱。

星、消渴症，津傷口渴、肺虛氣短。

寅、孩兒參（太子參）：甘，平。入脾、肺經。

日、健脾益氣：脾胃虛弱、肺氣不足，自汗少氣等症。

月、生津：熱病後津傷口渴。補力不及黨參，生津較好。

卯、黃芪（北芪）：甘、微溫。入脾、肺經。

日、補脾益氣：脾胃虛弱、食少倦怠，脾虛泄瀉及肺虛氣短等症。

月、固表止汗：表虛自汗，取補氣之中有外達之性。若氣血不足，外受風寒者，往往不能作汗，在解表藥中配伍黃芪，能鼓舞陽氣、補益汗源，使其發汗，所謂「有汗能止、無汗能發」者。

星、益氣升陽：氣虛下陷之症，如脫肛、子宮下垂、胃下垂、腎下垂，以及氣血脫的崩漏等症。

辰、利水退腫：虛性水腫。

象、托瘡排膿：氣虛癰疽久不潰破，或潰後久不癒合。又用於消渴症。

辰、山藥（淮山、薯蕷）：甘，平。質潤多液。入脾、肺、腎經。

日、補益脾胃：脾胃虛弱、泄瀉、體倦、食少、虛汗。

月、益肺滋腎：消渴、遺精、帶下等症，可配他藥使用。

巳、白朮：甘、苦，溫。入脾、胃經。有白朮、於朮、冬朮三種。

日、補脾益氣：脾胃虛弱之泄瀉、嘔吐、體倦食少、四肢無力等症。

月、固表止汗：表虛自汗。如玉屏風散。

星、健脾燥濕：脾虛水濕停留的肢體腫滿、小便不利、妊娠期足腫、及濕痺痰飲等症。故為補脾燥濕之要藥。

午、大棗：甘，平。質潤多液。入脾、胃經。

日、補益脾胃：脾胃虛弱，或津液不足之症。

月、調和藥性：大棗與生薑同用，有調和營衛、扶正祛邪的作用，又與攻下藥同用，能緩和諸藥的峻烈。如葶藶大棗瀉肺湯，以大棗之甘緩之。

未、甘草：生，甘，平；炙，甘，微溫。入脾、肺經。

日、補脾益氣：脾胃虛弱等症。

月、清熱解毒：熱病常配伍於清熱劑中作為輔佐藥用。瘡瘍腫毒，內服、外用均宜。

星、潤肺止咳：肺熱咳嗽咽痛。多在複方中用之。

辰、調和藥性：熱藥用之緩其熱，寒藥用之緩其寒，峻藥用之緩其峻。有「國老」之稱。

象、緩急止痛：腹中或小腿攣急而痛。常配芍藥同用。

申、飴糖（麥芽糖）：甘，平。入脾、胃、肺經。

日、益氣補中，緩急止痛：中氣虛弱，虛勞、裡急、腹痛。

月、潤肺止咳：肺虛或肺燥咳嗽，可配他藥同用。

酉、西洋參（花旗參）：甘、苦，涼。入肺、胃經。

日、益氣生津，養陰清熱：陰虛內熱，久熱不退，熱病後少氣煩渴，肺陰虛、咳嗽咯血，肺痿失音等症，常配他藥同用。

乙、補血藥：

本類藥物性味大多屬甘平，且質潤多液，具有補血養血的作用，適用於血虛症。症見面色萎黃、爪甲蒼白、心悸、耳鳴、頭暈、目眩、舌淡、脈細弱，婦女則月經少而色淡或經閉等。

子、熟地黃：甘，微溫。入肝、腎、心經。

日、補血：血虛症，月經不調，胎產崩漏諸症。

月、滋陰：腎陰不足的潮熱、盜汗、遺精、消渴等。

星、質潤多液，以味為用，所謂「精不足者，補之以味」。

丑、阿膠：甘，平。質潤。入肝、腎、肺經。為驢皮熬製而成的膠塊。

日、養血止血：虛勞所致的咳嗽咯血症，以及各種原因引起的出血症。

月、滋陰潤肺：熱病陰虛的心煩不眠。

寅、首烏（何首烏）：甘、苦、澀，微溫。入肝、腎經。

日、補肝腎，益精血：陰虛血少，鬚髮早白，眼目昏花，筋骨不健，四肢軟。

月、澀精止遺：遺精、白帶。

星、生首烏有解瘡毒，通大便作用。

卯、當歸：甘、辛、苦，溫。入肝、脾、心經。

日、補血調經：血虛而致面色蒼白、頭暈目眩、耳鳴心悸等症。亦用於血滯所致的月經不調、經痛、經閉等。

月、活血止痛：產後血瘀腹痛；創傷瘀腫疼痛；慢性風濕痺痛。
星、潤腸通便：血虛腸燥便秘。

辰、黃精：甘，平。入脾、肺經。
日、補脾，益精，潤肺：病後虛損，精血不足、陰虛勞嗽、消渴等症。

巳、枸杞子（甘杞）：甘，平。入肝、腎經。
日、滋補肝腎：虛勞精血不足、腰痠足軟、陽痿、遺精等症，並用於消渴症。
月、益精明目：肝腎不足所致的頭暈、目昏多淚、瞳孔散大等症。

午、桑椹（桑椹子）：甘，微涼。入肝、腎經。
日、養血滋陰：消渴，陰虛肝陽上亢之眩暈失眠，血虛腸燥便秘等症。

未、桑寄生：甘、微苦，平。入肝、腎經。
日、補肝腎，強筋骨，怯風濕：血虛風濕。腰膝痠痛、關節不利、麻木不仁、筋骨痿軟等症。
月、養血安胎：胎動不安、胎漏下血等症。

申、龍眼肉（杜圓肉）：甘，平。入心、脾經。
日、補益心脾，養血安神：心脾兩虛，氣血不足所致之心悸怔忡、失眠健忘等症。

酉、烏豆衣（穭豆衣）：甘，平。入肝、腎經。黑小豆的種皮。

日、養血補腎：血虛頭痛、頭暈、目眩、耳鳴、盜汗等症。

戌、胡麻仁（黑芝麻）：甘，平。質潤多脂。入肝、腎經。

日、滋養肝腎，潤燥滑腸：肝腎陰虛，血虛腸燥便秘等。有用於陰虛頭痛眩暈者。

亥、紫河車：甘、鹼，微溫。入腎、肺經。為人胞、胎盤。

日、大補氣血，益精髓：氣血不足、虛損瘦弱、肺癆骨蒸、盜汗、喘嗽等症。

丙、補陽藥：

本類藥物的性味多屬溫性，帶甘或帶鹹味，具有補腎助陽、強壯筋骨等作用，適用於陽虛症，這裡主要是指腎陽虛而言。症見陽痿早洩、腰膝痠軟、自汗怕冷、虛喘耳鳴、舌淡苔白、脈沉遲弱等。

子、杜仲：甘、微辛，溫。入肝、腎經。樹皮。皮中韌絲多者良。多炒用。

日、補肝腎，強筋骨：肝腎不足所致的腰膝無力或痠痛、陽痿、遺精、尿頻等症。

月、安胎：腎經虛寒所致的妊娠漏血、胎動不安。

星、降血壓：虛性高血壓。

症。

丑、續斷（川斷）：苦、微辛，溫。入肝、腎經。

日、補肝腎，強筋骨：腰膝痠痛、關節不利；外傷筋骨折斷；風濕肢體疼痛等症。

月、止崩漏，安胎：婦女崩漏，或妊娠下血、及胎動不安。

寅、狗脊：苦、甘，溫。入肝、腎經。

日、補肝腎，強筋骨，暖腰脊：腰痛脊強、足膝無力、關節不利。

月、祛風濕：風濕痺痛。

卯、骨碎補（猴薑）：苦，溫。入腎、心經。

日、補腎：腎虛之腰膝無力、耳鳴、牙痛等症。

月、續筋骨，療折傷：跌打骨折筋傷，及後遺症的筋骨痿痺等。

辰、仙茅：辛，溫。有小毒。入腎經。

日、補腎壯陽：陽痿、遺精。

月、祛寒除濕：頑固性的寒濕痺痛、筋骨痿軟、腰膝冷痛等症。

巳、鎖陽：甘，溫。入肝、腎經。肉質莖。

日、補腎壯陽益精：陽痿、遺精等症。

月、養血強筋：筋骨痿軟、精血不足。

星、潤燥滑腸：血虛腸燥、大便秘結。

午、肉蓯蓉：甘、鹹，溫。質潤多液。入腎、大腸經。肉質莖。

日、補腎壯陽：陽痿、遺精、遺尿、腰膝冷痛等症。

月、潤腸通便：老年體弱、血虛、津虧、腸燥、便秘等。

日、補腎壯陽：陽痿、遺精、尿頻、腰膝冷痛等症。

未、淫羊藿（仙靈脾）：辛、甘，溫。入肝、腎經。常炒羊油用。

月、祛風寒濕：風寒濕痺痛、或手足拘攣、麻木等症。

日、補腎壯陽：陽痿、遺精、頭暈、耳鳴等症。

申、巴戟天：甘、辛，溫。入腎經。

月、強筋健骨：腎虛骨痿、腰痠等症。

酉、葫蘆巴：苦、溫。入腎經。

日、溫腎散寒止痛：腎陽不足，寒凝氣滯所致的腹脇脹痛、疝氣偏墜等症。

戌、補骨脂（破故紙）：辛、苦，溫。入腎經。

日、補腎壯陽：陽痿、遺精、腰痛、小便頻數、遺尿等症。為治腎陽虛之泄瀉常用之藥。

亥、**菟絲子：**甘、微辛，微溫。入肝、腎經。

日、補肝腎，益精：陽痿、遺精、尿頻、遺尿、腰膝痠軟等症。並治肝腎不足的目眩耳鳴、目昏頭暈等症。為平補肝腎常用藥。

水、**沙苑蒺藜（沙苑子、關沙苑、潼沙苑）：**甘，微溫。入肝、腎經。

日、補益肝腎，固精明目：肝腎不足所致的目昏眼矇。亦治腎虛腰痛、遺精、小便頻數、遺尿等症。

本、**胡桃肉（核桃肉、核桃仁）：**甘，溫。質潤多脂。入腎、肺經。果實核仁。

火、**鹿茸：**甘、鹹，溫。入腎、肝經。

日、補腎壯陽：善補督脈，益精血，強筋骨。腎虛之陽痿、精滑、腰膝無力等症。又用於沖任脈虛損、崩中漏下等症。

鹿角膠：由鹿角煎熬成膠。甘微溫。具滋補精血及止血作用。

鹿角霜：鹿角熬膠後所存殘渣（或鹿角燒炭）。甘微溫。臨床上大都用於虛寒性的崩漏帶下，外用並有收斂止血作用。

土、蛤蚧：鹼，平。入肺、腎經。

日、益腎補肺、納氣定喘：虛勞久咳，或咯血。今有用治神經衰弱、心性喘息及心性水腫者。

丁、補陰藥：

此類藥物性味多甘寒，質潤，具有補陰生津的作用，適用於陰虛症。所謂陰虛症，通常是指腎陰不足而言，亦有肺胃陰傷者。症見潮熱顴紅、五心煩熱、盜汗失眠、遺精、或乾咳咯血、口渴聲嘶、舌紅少苔、脈細數等。

子、天門冬（天冬）：甘、微苦，寒。入肺、腎經。

日、養陰清熱：陰虛內熱、津少口渴及肺燥咽乾咳嗽、痰稠不利等症。

月、潤肺滋腎：肺熱陰虛之消渴及虛勞潮熱。

丑、麥門冬（寸冬）：甘、微苦，微寒。入肺、胃、心經。

日、養陰清熱：陰虛內熱或熱病傷津、心煩口渴。

月、潤肺止咳：肺有燥熱所致的咳嗽痰稠氣逆。

※天冬滋陰之力較大，並能滋腎，重在潤肺滋腎；麥冬善養胃陰，且能清心降火，重在養胃生津。

寅、玉竹（葳蕤）：甘，微寒。質潤多液。入肺、胃經。

日、養陰潤燥：肺胃燥熱、陰液不足所致的咳嗽咽乾、心煩口渴及肺燥乾咳等症。

月、柔潤熄風、滋液柔筋的作用。治內風上動而眩暈，津枯而攣痛等症。

卯、蕤仁（遂仁）：甘，平。入肝經。

日、養肝明目：肝血虛以致風熱內生的目赤腫痛，肝腎陰虛的目矇視昏多淚（如青盲雀目）等。

辰、石斛：甘，微寒。入肺、胃經。有霍山、金釵、川石斛及小環釵等種。

日、養陰清虛熱生津：熱病傷陰，口乾燥渴，或陰虛久熱不退，或胃陰不足所致的胃痛乾嘔，舌光少苔等症。

巳、女貞子（冬青子）：甘、微苦，平。入肝、腎經。

日、滋補肝腎：肝腎陰虛所致的頭暈目昏，腰痠耳鳴、遺精等症。又治陰虛勞熱。

午、旱蓮草（墨草）：甘、酸，微寒。入肝、腎經。

日、滋養肝腎．肝腎陰虛之頭暈目眩、鬚髮早白等症。

月、涼血止血：陰虛有熱的吐、咯、衄、尿、便血、崩漏等症。

未、糯稻根：甘、淡，平。入脾、胃經。

日、養陰止汗：氣弱陰虛的自汗、盜汗等症，常配黃芪、牡蠣、浮小麥、白芍等同用。

申、冬蟲夏草（冬蟲草）：甘，平。入肺、腎經。寄生於昆蟲之乾燥菌體。

日、滋肺補腎：虛勞咳嗽痰血、盜汗及陽痿遺精、病後虛損等症。並治視弱。

酉、龜板（龜甲）：甘、鹼，平。入肝、腎經。烏龜腹甲。

日、滋陰潛陽：陰虛火旺之骨蒸勞熱、盜汗、眩暈、耳鳴等症。又肝腎陰虛、虛風內動之手足瘈瘲症。

月、益腎健骨：腰痠腳弱、筋骨痠軟、崩漏帶下等症。

戌、鼈甲：鹼，微寒。入肝、脾經。鼈的背甲。

日、滋陰潛陽：陰虛勞熱、骨蒸盜汗。

月、散結清癥：胸脇積聚作痛，及瘧母、癥瘕等症。

※龜板與鼈甲功用相似，但鼈甲清虛熱力大，兼能軟堅散結；龜板滋養力強，兼能養血強筋健骨。

牛、祛風藥：

凡能疏散留著於經絡、肌肉、關節間的風邪的藥物，叫做祛風藥。風有外風、內風的不同。外風是風邪侵入人體所產生的疾病。風邪留於經絡、肌肉、關節、筋骨而為痺症，見肢體痠痛、麻木不仁、屈伸不利；或留於頭部而為頭風頭痛；因於外傷感受風邪者為破傷風，症見口噤、手足拘急、角弓反張等。在治療上，外風宜疏散，內風宜平熄。

本綱著重介紹治外風的藥物，內風則見鎮潛藥。

由於外風所表現的症候不同，可分為祛風去濕藥、祛風止痛藥及祛風鎮痙藥三種。

甲、祛風去濕藥：

本類藥具有祛風去濕的作用，適用於風濕痺痛。由於風濕有寒熱的不同，藥物亦有寒溫的區別。祛風寒濕藥性味多為辛苦溫，用於風寒濕痺；祛風濕熱藥性味多屬苦寒，用於風濕熱痺。

子、獨活：辛、苦，溫。氣香。入腎、膀胱經。

日、風寒濕痺痛。治兩足濕痺、腰膝痠重、疼痛等症。

月、風寒濕所致的頭痛，或風寒牙痛。

丑、威靈仙（靈仙）：辛，溫。入膀胱經。

日、祛風濕，通絡止痛：游走性風濕肢體疼痛尤宜。

月、治骨哽：有軟化魚骨的作用，治魚骨哽喉。

寅、五加皮：辛、苦，溫。入肝、腎經。

日、祛風濕，強筋骨：筋骨痿軟、腰膝疼痛。

月、化濕消腫：水腫小便不利，寒濕腳氣。

卯、本瓜（宣、川木瓜）：酸，微溫。氣香。入肝、腎經。

日、濕痺肢體掏攣重痛。入肝舒筋，氣香去濕。

月、吐瀉轉筋（如急性胃腸炎）；醒脾和胃。

辰、防己：苦、辛，寒。入膀胱、肺經。有漢防己、木防己兩種。

日、祛風濕止痛：發熱、關節紅腫熱痛、面色黃滯等症。

月、利水消腫：水濕停留之水腫、濕肺氣症。

巳、秦艽：苦、辛，微寒。質潤。入胃、肝、膽經。

日、祛風濕：風濕痺痛、拘攣不舒等症。

月、退虛熱：與養陰退熱藥同用，能治虛勞發熱。

星、潤腸通便：風濕藥多溫燥，本品獨潤，故能治腸燥便秘。

午、桑枝：甘、苦，微寒。入肝經。

日、清熱祛風通絡：風濕痺痛症。對於風濕熱症，痛在四肢關節者尤宜。

未、海桐皮：苦，微寒。入肝、腎經。

日、祛風濕通絡：風濕痺痛，腰膝疼痛。

月、行濕利水消腫，故尚可治皮膚水腫。

申、絲瓜絡：苦、微甘，微寒。入肺、胃、肝經。

日、除濕火，通經絡：濕火傷筋絡所致的胸脇疼痛、筋絡痠痛、關節不利等症。

酉、雞血藤：苦、微甘，溫。入肝、腎經。

日、祛風濕，舒筋絡：血虛風濕所致的風濕痺痛、肢體麻木等症。

月、活血補血：月經不調或經閉腹痛。尚可治放射線所引起的白血球下降者，效果良好。

戌、海風藤：辛、苦，微溫。入肝、脾經。

日、祛風濕，通經絡：風寒濕痺，筋脈拘攣等症。

亥、**絡石藤**：苦，微寒。入心、肝、腎經。
日、祛風濕，通經絡：風濕痺痛、筋脈拘攣等症。尚有涼血消癰作用。
水、**石楠藤**：辛，微溫。入肝、腎經。
日、祛風濕，通經絡：四肢拘攣疼痛、腰腳疼痛等症。
木、**寬筋藤**：苦，微寒。入肝經。
日、祛風濕，舒筋活絡：筋絡關節拘攣，屈伸不利之症。
火、**千年健**：苦、辛、微甘，溫。入肝、腎經。
日、祛風濕，壯筋骨。筋骨痿軟無力、拘攣麻木等之風寒濕痺。
土、**豨薟草**（**鎮靜草**、**感冒草**）：苦，微寒。入肝、腎經。
日、祛風濕：可用於急、慢性風濕性關節炎。
月、鎮靜安神：心煩、失眠、健忘等神經衰弱症候。
星、清熱平肝：肝陽上亢之頭痛眩暈、高血壓。
金、**蠶砂**（**蠶矢**、**晚蠶砂**）：甘、辛，微溫。入肝、脾、胃經。
日、祛風濕：可炒熱、布包、溫熨風濕痺痛患處。
月、化胃腸濕濁：濕盛引起的吐瀉轉筋、腹痛、腸鳴之症。

天、白花蛇：甘、鹼，溫。有小毒。入肝經。

日、祛風通絡：凡蛇類藥物皆能祛風。外達皮膚，內通經絡，搜風之力較大。日久風濕，肢體麻痺。

月、疥癩頑癬、肌肉頑痺、皮膚瘙癢等症。

烏梢蛇：甘平無毒。功同白花蛇，但效力稍遜。

乙、祛風止痛藥：

本類藥物具有祛風止痛的作用，適用於外感風邪上擾清陽，出現偏正頭風或巔頂風痛，或兼有惡寒發熱、目眩、鼻塞等症。

子、白蒺藜（**蒺藜**、**刺蒺藜**）：辛、苦，微溫。入肝經。

日、祛風上痛，明目：頭暈、頭痛、目眩，目赤腫痛，皮膚瘙癢、白癜風、風疹等症。

月、疏肝解鬱：胸脇不舒或脹痛之症。

丑、白附子（**白附**）：辛、甘，溫。有毒。入胃經。

日、祛風止痛：風邪為患之頭風頭痛、偏正頭痛等症。

月、祛風痰，解痙：痰盛之頭暈頭痛、抽搐、及中風痰壅、口眼喎斜、破傷風等症。

寅、白芷：辛，溫。入肺、胃經。

日、祛風止痛：感冒風寒所致的頭痛及頭風頭痛等症。

月、消腫排膿：瘡瘍紅腫、癰疽成膿、乳癰等症。

星、除濕止帶：婦女下焦寒濕，赤白帶下之症。

卯、藁本：辛，溫。入膀胱經。

日、祛風止痛：感冒風寒頭痛，或頭風症而致巔頂疼痛劇烈，甚則痛連齒頰等症。

丙、祛風鎮痙藥：

本類藥物具有祛風鎮痙的作用，適用於風邪侵入人體之重者，如破傷風之口噤、手足痙攣、角弓反張以及中風口眼喎斜等。

子、全蠍（全蟲、蠍子）：辛、甘，平。有毒。入肝經。

日、祛風鎮痙：治肝經風痰要藥。小兒急慢驚風、破傷風引起的痙攣抽搐、角弓反張等症。

月、解毒消瘡：以毒攻毒。瘡瘍腫毒之症，與山梔子、紫草等同麻黃煎熬，加黃蠟，外敷患部。

星、單用尾部名蠍尾，或叫蠍梢，祛風鎮痙之力較大，但毒性也較大，宜減量用。

丑、蜈蚣（百足、川足）：辛，溫。有毒。入肝經。

日、祛風鎮痙：與全蠍同。

月、攻毒散結：瘡瘍腫毒，為末，配雄黃、豬膽汁調敷。瘰癧潰爛，可與茶葉共研末，敷患處。

女、祛濕藥：

凡能祛除濕邪、治療水濕症的藥物，叫做祛濕藥。

濕是一種陰寒、重濁、黏膩的邪氣，有內濕、外濕之分，而內濕又有在上、在中、在下的不同，又可以同風、寒、暑、熱等邪氣合在一起，並有化熱、化寒的機轉，故在治療用藥上，首先要辨別濕邪所在部位而分別給予不同的治法與藥物。

由於濕邪所表現的不同症候，祛濕藥可分為芳香化濕與利水滲濕兩種。若與清熱藥、溫陽藥配伍，尚有清熱去濕、溫化水濕的作用。

甲、芳香化濕藥：

本類藥物多屬辛溫香燥之品，以芳香能助脾健運，燥可以去濕，故有芳香化濕，辟穢除濁的作用。適用於濕濁內阻，脾為濕困，運化失職所致的胸腹痞滿，或嘔吐泛酸、大便溏泄、少食體倦、口淡不渴、舌苔白膩等症。

子、藿香：辛，微溫。氣芳香。入脾、胃、肺經。

日、芳香化濕：脘腹痞滿、噁心嘔吐、少食體倦等。

月、和中止嘔：胃寒停飲嘔吐；妊娠惡阻嘔吐等。

星、散表邪除濕滯：感冒夾濕滯症（腸胃型感冒）。

丑、佩蘭：辛，平。氣芳香。入脾經。

日、芳香化濕：濕濁內阻、胸悶不食、口甘嘔惡等。

月、解暑辟濁：暑濕表症，或濕溫初起。

寅、蒼朮：苦、辛，溫。氣濃香。入脾、胃經。

日、燥濕健脾：食慾不振、脘悶嘔惡、腹痛泄瀉等症。

月、祛風濕：風濕病肢體關節疼痛，濕熱下注之腳膝腫痛。

星、發汗解表：外感風寒濕邪之頭痛、身痛、無汗等症。

卯、白豆蔻（白蔻仁、白蔻）：辛，溫。氣芳香。入肺、脾、胃經。

日、芳香化濕：濕溫病而見胸悶不食、舌苔濁膩等症。

月、溫中止嘔：脾胃虛寒嘔吐。

星、行氣化滯：胸脘痞滿、不思飲食等症。

辰、草豆蔻（草蔻仁）：辛，溫。氣香。入脾、胃經。

日、祛寒燥濕：脾胃寒濕鬱滯引起的嘔吐、脘痛等症。

月、芳香健胃：脾胃虛寒，不思飲食等症。

巳、草果：辛，溫。氣香。入脾、胃經。

日、祛寒燥濕：濕濁鬱伏之溫疫和瘧疾等症。

乙、利水滲濕藥：

本類藥物性味大都甘淡平（或微寒），以淡能滲濕，因而有利水滲濕作用、服用這類藥物，能使小便暢利，尿量增多，故又稱為利尿藥。適用於水濕停蓄體內所產生的多種病症，如小便不利、泄瀉，或水腫、淋濁等。

子、茯苓（雲苓）：甘、淡，平。入脾、胃、心、肺、腎經。

日、利水滲濕：小便不利、泄瀉、水腫等症。

月、健脾補中：脾虛濕困所致的食少脘悶或泄瀉等症。

星、寧心安神：心悸不安、失眠等症。能補能瀉。

茯苓皮：功專利水消腫而無補益之性。用於水腫症。

茯神：與茯苓大致相同，但長於寧心安神。

丑、豬苓：甘、淡，平。入腎、膀胱經。

日、利水滲濕：利水滲濕之功優於茯苓，但無補益心脾之力。用於小便不利、泄瀉、濕熱、淋濁等症。

寅、澤瀉：甘、淡，寒。入腎、膀胱經。

日、利水滲濕：小便不利、泄瀉、水腫及濕熱淋濁等症。

月、瀉腎火：腎火亢盛症。

卯、車前子：甘、淡，寒。入肝、腎、小腸、肺經。

日、利水通淋：濕熱淋濁及水濕泄瀉等症。

月、清肝明目：目赤腫痛、羞明等症。

車前草：與車前相似，以利水通淋為主，鮮用尤佳；又能清肺祛痰上咳，用治熱痰咳嗽症。

辰、滑石：甘、淡，寒。入胃、膀胱經。
日、利水通淋：濕熱下注所致的淋病、小便赤澀疼痛（泌尿系感染或結石）等症。
月、清熱解暑：暑濕、濕溫病。
星、外用清熱收濕：皮膚濕瘡、濕疹等症。

巳、薏苡仁（苡仁、苡米）：甘、淡，微寒。入脾、腎、肺經。
日、利水滲濕：風濕腳氣、水腫等症。
月、祛風濕：風濕熱痺、筋脈拘攣。
星、清熱排膿：肺癰、腸癰症。
辰、健脾止瀉：炒熟用對脾虛夾濕之泄瀉，有健脾止瀉之功。

午、木通：苦，寒。入心、小腸、膀胱經。
日、清熱利水：心煩口舌生瘡、濕熱淋痛及水腫腳氣等症。
月、通乳：乳汁不通及經閉等症。

未、茵陳蒿（茵陳）：苦，微寒。入脾、胃、肝、膽經。
日、治黃疸之專藥。適當配伍，可治一切黃疸症。
月、濕熱泄瀉症。

申、冬瓜仁（冬瓜子）：甘，寒。入肺、胃、大腸、小腸經。
日、清熱祛痰，排膿：肺熱咳嗽、肺癰、腸癰。
月、清熱利濕：濕熱白濁、帶下。
酉、土茯苓：甘、淡，平。入肝、胃經。
日、解毒利濕：皮膚濕毒瘡瘍；梅毒（濕熱為患之症）。
月、防治鈎端螺旋體病及急性細菌性痢疾。
戌、燈芯草（燈芯花）：甘、淡，微寒。入心、脾、小腸經。
日、利水滲濕：熱病之小便短赤及熱淋澀痛等症。
月、清心經熱：引心經之熱下行從小便出。
亥、白扁豆（扁豆）：甘，平。入脾、胃經。
日、健脾，和中化濕：泄瀉、便溏、腸鳴、泄瀉等症。
扁豆衣：扁豆之種皮。治暑濕吐瀉等症，無壅滯之弊。
扁豆花：扁豆之花。功專解暑化濕。多用於夏天感冒，並治暑濕及泄瀉、下痢等症。
水、通草（通脫木）：甘、淡，寒。入肺、胃經。

日、利水清熱：濕溫病，小便不利及濕熱淋痛諸症。

月、通乳：乳汁不通。常配穿山甲、豬蹄等煎湯服。

本、瞿麥：苦，寒。入心、小腸經。

日、清熱利水通淋：為治淋症的常用藥。

月、兼有破血袪瘀之效及通經的作用。

火、萹蓄：苦，平。入膀胱經。

日、利水通淋：濕熱淋症（熱淋、血淋）。

月、殺蟲止癢：皮膚瘡疹、瘙癢，可煎湯外洗。

土、石韋：苦，微寒。入肺、膀胱經。

日、清熱利水通淋：小便癃閉、熱淋等症。兼有止血作用。

金、萆薢（川、山萆薢）：苦，平。入肝、胃經。

日、分清去濁：下焦濕濁所致的淋濁、白帶，尤善治小便混濁，有分清去濁之功。

月、袪風濕：風濕腰膝痺痛。

天、冬葵子：甘，寒。入大腸、小腸經。

日、利水通淋：熱淋、血淋、砂淋等。

月、通乳：乳汁不通，常配王不留行、穿山甲等同用。

地、海金砂：甘、淡，寒。入小腸、膀胱經。

日、清熱利水通淋：功專利水道。為治淋症的要藥，對熱淋莖痛尤為有效。

虛、祛痰藥：

凡能消除痰涎的藥物，叫做祛痰藥；其中有些祛痰藥長於止咳平喘，能減輕或制止咳嗽氣喘，故又稱止咳平喘藥。

由於痰涎的存在，刺激或阻塞氣管，可引起咳嗽，而咳嗽每多伴隨分泌增加而產生痰涎，故一般咳嗽每多夾痰，痰多也每致咳嗽；因此，咳嗽與痰的關係密切。

咳嗽為肺臟疾患的主要症候之一，肺氣不得宣通，影響氣體出入升降而致咳嗽。脾為濕困，運化失調，則水濕聚而為痰，上犯於肺，也可致咳，所以前人即有「脾為生痰之源，肺為儲痰之器」的說法，正是指出了治痰與咳離不開脾、肺二臟。

痰症按其病因可分為風痰、寒痰、熱痰、濕痰、燥痰等，經久不癒的又稱為

「老痰」、「頑痰」。

由藥物的性味、功用，簡單將祛痰藥分為三種。

甲、溫化寒痰藥：

子、半夏：辛，溫。有毒。入脾、胃經。

日、燥濕祛痰：為燥濕祛痰之要藥。咳嗽氣逆、痰涎壅滯之症屬於濕痰者。

月、和胃止嘔：用於多種嘔吐症候。

星、散結消痞：胸脘痞脹，或堅痞作痛等症。

丑、天南星（南星）：苦、辛，溫。有毒。入肝、脾、肺經。

日、燥濕祛痰：功同半夏，而溫燥之性較大。濕痰或風痰咳嗽，胸膈脹悶之症。

月、祛痰解痙：風痰阻滯經絡引起之中風眩暈、口眼喎斜、破傷風、癲癇等症。

膽南星（膽星）：製南星加牛膽汁製成者。苦微寒。清化熱痰，熄風定驚，適宜痰熱驚搐之症。

寅、白前：苦、辛，微溫。入肺經。

日、降氣祛痰：肺氣壅滯，咳嗽痰多。喉中癢，鳴尤好。為常用降氣祛痰止咳藥。

卯、白芥子：辛，溫。入肺經。

日、利氣祛痰：寒痰壅滯引起的咳嗽氣逆，胸脇滿痛等症。

月、散結止痛：痰濕流注關節、肌肉，引起之疼痛、漫腫等。

辰、旋覆花：苦、辛、鹼，微溫。入肺、脾、胃、大腸經。用莖葉者，名金沸草。

日、降氣祛痰：痰壅氣逆或痰飲蓄結引起的咳喘多痰症。

月、止嘔逆：胃有寒濕引起的嘔吐、噫氣等症。

巳、皂角（皂莢）：辛、鹼，溫。有小毒。入肺、大腸經。

日、祛痰：痰多阻塞，咳嗽氣逆症。主要用於頑痰、結痰或痰盛阻閉的病症。

月、開竅：辛竄力大，有醒神之功。猝然昏迷、口噤不開、癲癇痰盛、關竅阻塞，屬於閉症者。

午、鵝管石：甘，微溫。入肺經。外形象鵝管而中空，石類。

日、溫肺化痰，降氣平喘：肺寒痰喘之症。

乙、清化熱痰藥：

子、前胡：苦、辛，微寒。入肺經。

日、降氣祛痰：肺熱咳嗽，痰稠氣喘等症。

月、宣散風熱：外感風熱引起的咳嗽痰多之症。

丑、貝母：浙貝（象貝）：苦，寒。川貝母：苦、甘，微寒。入肺、心經。

日、清化熱痰：肺熱咳嗽，多與前胡、桑白皮等同用。

月、清熱散結：痰火結核、癰腫、瘰癧等症。

寅、瓜蔞（栝蔞）：甘、寒。入肺、胃、大腸經。

日、清化熱痰：熱痰咳嗽、痰稠難咯之症。

月、寬胸散結：痰滯胸膈、滿悶不舒或作痛等症。

星、還可用於乳癰初起，腫痛未成膿者。

※、入藥有全瓜蔞、瓜蔞皮、瓜蔞仁之分。皮長於清熱化痰、寬胸散結；仁含油較多，長於潤燥滑痰，潤腸通便。全瓜蔞者兼具。

卯、葶藶子（丁力子）：辛、苦，大寒。入肺、膀胱經。

日、降氣祛痰：痰涎壅滯，肺熱喘促，咳逆實症。

月、瀉肺行水：水氣內停，肺氣壅實之氣喘及實症水腫、胸腹積水而小便不利者。

辰、竹茹：甘，微寒。入胃、肺經。竹之白色層皮。

日、清化熱痰：肺熱痰稠、煩悶不寧或咳血等症。

月、清熱止嘔：胃熱嘔吐或兼虛之嘔吐。

竹瀝（竹油）：竹經炙瀝出之液汁，甘大寒。功能清熱滑痰，鎮驚透絡，尤善透達經絡以祛痰，多用於中風痰迷心竅，昏迷不醒，手足不動等。

巳、天竺黃（竹黃精）：甘、寒。入心、肝經。乃竹節孔中之分泌物。

日、清化熱痰：清熱祛痰力大。熱痰難咯。

月、涼心定驚：痰熱驚搐，中風痰壅，小兒急驚風等症。

午、海蛤粉（蛤粉）：苦、鹹，微寒。入肺經。海蛤之貝殼。

日、清熱化痰：肺熱痰稠難咯。

月、軟堅散結：痰火結核、瘰癧等症。

未、海浮石（浮海石）：鹼，微寒。入肺經。為珊瑚投水不沉者。

日、清化熱痰：肺熱痰稠難咯。

月、功同海蛤粉。

申、海藻：苦、鹼，寒。入肝、胃經。

日、清熱消痰，軟堅，散結：癭瘤、瘰癧等症。

藥。

酉、昆布：鹼，寒。入肺、胃經。

日、消痰，軟堅，散結：與海藻功用同，常配合用，為治甲狀腺腫大之常用藥。

戌、白果（銀杏）：甘、苦、澀，平。有小毒。入肺經。

日、袪痰定喘：喘咳痰多。多與麻黃、杏仁等同用。

月、收斂除濕：赤白帶下、小便白濁等症。

亥、礞石（青、煅、金礞石）：甘、鹼，平。入肺、肝經。

日、降氣墜痰：頑痰難咯或年老哮喘痰多。

月、鎮肝定驚：熱性痰積引起的癲癇、驚悸等症。

丙、止咳平喘藥

子、杏仁（北杏仁、苦杏仁）：苦，溫。有小毒。入肺、大腸經。

日、止咳平喘：廣泛用於各種咳嗽氣喘症。

月、潤腸通便：腸燥便秘之症。

南杏仁（甜杏仁）：甘平無毒。功能潤肺止咳，多用於燥咳，虛痰咳嗽。

丑、蘇子：辛，溫。入肺經。乃紫蘇的種子。

日、止咳平喘，降氣消痰：咳嗽氣喘痰多症。

寅、紫菀：苦，微溫。入肺經。根及鬚根。

日、止咳祛痰：久咳不癒或肺虛久咳或咳血症。

卯、款冬花（冬花）：辛，溫。入肺經。款冬的花蕾。

日、下氣止咳：與紫菀相似，為止咳要藥。

辰、枇杷葉（杷葉）：苦，微寒。入肺經。

日、祛痰止咳：肺熱咳嗽，多與北杏仁、桑白皮同用。

月、和胃降逆：胃熱嘔穢，多與竹茹等同用。

巳、桔梗（苦桔梗、津梗）：苦、辛，平。入肺經。

日、止咳祛痰：常用於各種咳嗽痰多症。

月、開音利咽：咽痛，失音，外感風熱引起尤宜。

星、排膿：肺癰咳吐膿痰症。

辰、性升提，載諸藥上行，常作引使藥用。有「諸藥舟楫」之稱。

午、桑白皮（雙白）：甘，寒。入肺經。

日、止咳平喘：肺熱喘咳症。

月、利水消腫：水腫實症而小便不利者。
未、馬兜鈴：苦、辛，寒。入肺、大腸經。
日、止咳平喘：肺熱喘咳症；肺虛有熱者。
青木香：係馬兜鈴之根，苦寒，行氣止痛，清熱解毒。
申、百部：甘、苦，微溫。入肺經。
日、潤肺止咳：新久咳嗽，尤以久咳、虛癆咳嗽為多用。
月、驅蟲滅虱：殺滅虱、蟯蟲等。外用內服均有效。

危、潤燥藥：

凡具有清泄外感燥氣，或滋潤臟腑，生津養液作用的藥物，叫做潤燥藥。
由於燥症有內燥、外燥之區別，故本類藥物又可分為輕宣潤燥與甘寒滋潤二種。

甲、輕宣潤燥藥：

治療外感燥氣所引起的疾患；但在外燥當中，又有涼燥與溫燥的不同。
涼燥是外感秋涼燥氣，燥邪束肺，肺氣不宣的涼燥症。症見咳嗽鼻塞、咽乾口燥、頭痛惡寒等。所用藥物多為辛甘苦溫之品，如蘇葉、杏仁、桔梗、前胡等。

溫燥是燥熱傷肺，肺津受灼的溫燥症，症見發熱頭痛、乾咳少痰、心煩口渴，或氣逆喘息、舌紅而乾、少苔或薄白而燥等。所用藥物多為甘涼潤汁之品，如沙參、梨皮、石仙桃等。

乙、甘寒滋潤藥：

治療津液不足的內燥症，或熱病傷陰出現的津液虧耗者。常用藥物如沙參、玉竹、天花粉等。

茲合而述之：（甲類藥多已編入有關綱目裡）

子、薺苨（甜桔梗、明黨）：甘，微寒。入肺、胃經。

日、潤肺利咽：肺燥咳嗽，咽痛之症。

月、清熱解毒：癰瘡腫毒，尤宜於消渴併發癰瘡之症。

丑、沙參：甘，微寒。入肺、胃經。有南、北二種。

日、潤肺止咳：肺燥乾咳之症，尤以兼有肺陰虛者為宜。

月、養胃生津：熱病後陰虛津虧而見口燥、咽乾之症。

※北沙參養陰潤肺之力較大，南沙參清肺祛痰之功為勝。

症。

寅、百合：甘、微苦，微寒。入心、肺經。為百合的地下鱗莖。

月、清心安神：熱病後餘熱未清，氣陰不足而致之心悸、失眠、精神不安等

日、潤肺止咳：肺燥或肺熱乾咳、咽痛。

卯、梨皮：甘、微酸，寒。入肺、胃經。

日、潤肺生津：肺燥津傷、口乾、乾咳或咳痰不爽、聲音嘶啞等症。

辰、蜂蜜：甘、平。入肺、脾、大腸經。

日、潤肺止咳：肺燥及虛勞乾咳、口乾咽痛等症。可用溫開水調服。

月、滑腸通便：老人、體弱，熱病後傷津之腸燥便秘症。

室、理氣藥：

凡能疏暢氣機，調理氣分的藥物，叫做理氣藥。

氣分病包括氣虛、氣滯、氣逆。氣虛宜補，氣滯宜行，氣逆宜降。氣虛藥歸入補益藥綱裡敘述，本綱介紹氣滯與氣逆二種，合而述之。理氣藥應用很廣，不論補益、消導、瀉下、化痰、祛濕、活血等法，多配合理氣藥才能更好地發揮作用。

甲、行氣藥：

本類藥物有行氣解鬱作用，適用於氣滯鬱結的病變。由於氣滯的病主要有脾胃氣滯與肝氣鬱滯二方面，故治療用藥上亦有不同。脾胃氣滯的主症是脘腹脹滿、噯氣吐酸、嘔惡食少、大便失常等。常用藥物如陳皮、枳殼、厚朴、木香、砂仁等。肝氣鬱滯的見症為脇肋脹痛，或疝氣痛，或月經不調、痛經等。常用藥物如香附、鬱金、川楝子等。

乙、降氣藥：

本類藥物以降氣平喘，止呃止嘔為主，適用於胃氣上逆所致的嘔吐呃逆等症以及痰涎壅盛，肺氣上逆，或腎氣不納之喘咳症。常用藥物如柿蒂、沈香、厚朴、橘皮等。

子、**陳皮（橘皮、柑皮、果皮、廣皮）**：辛、苦，溫。氣芳香。入脾、肺經。

日、行氣健脾：脾胃氣滯之脘腹脹滿、不思飲食等症。

月、燥濕化痰：痰濕停滯之咳嗽痰多；並治嘔逆之症。

橘紅：性較溫燥，為橘柚樹的未成熟果皮。廣東化州產者為良。

橘絡：苦平。為柑瓤上的筋膜，功能通絡化痰，主治痰滯經絡所致的咳嗽、胸脇作痛。

橘核：苦微溫，主入肝經。為柚樹果實的種子。功能行氣止痛，專治疝氣。

丑、大腹皮：辛，微溫。入脾、胃經。檳榔的果皮。

日、行氣導滯：食滯氣阻的脘腹飽滿、噯腐吞酸等症。

月、利水去濕：水濕內停的水腫腹脹。

寅、枳實：苦、微寒。入脾、胃經。枳樹未成熟的幼果。

日、破氣消積：積滯內阻的脘腹痞滿、消化不良之實證。

月、下氣通便：積滯所致的便秘腹痛。

枳殼：枳樹已成熟的果實，與枳實基本相似。

※唯枳殼作用較緩而走上，長於行氣清脹，枳實作用較猛而走下，長於破氣消積。

卯、木香：辛、微苦，溫。氣芳香。入脾、胃、大腸、膽經。

日、肝膽氣滯的右上腹或兩脇疼痛，如膽石、膽囊炎等。

月、脾胃氣滯的脘腹脹痛、食少嘔吐等症。

星、用治痢疾、泄瀉。

辰、烏藥（台烏）：辛，溫。入肺、胃、脾、腎經。

日、行氣止痛：脾胃氣滯的脘腹脹痛等症。

月、溫腎散寒：腎虛有寒所致的小便頻數、遺尿等症。

巳、青皮：苦、辛，溫。入肝、膽經。柑樹未成熟的果皮或幼果。

日、疏肝止痛：肝氣鬱滯所致的脇肋脹痛、乳房脹痛等症。

午、香附：辛、微苦，溫。入肝經。

日、行氣解鬱：肝鬱氣滯所致的脇肋脹痛，肝胃氣痛等症。

月、調經止痛：肝氣鬱結所致的月經不調、經痛等症。

未、柿蒂：苦、澀，微溫。入胃經。

日、降氣止呃：為治呃逆要藥，多用於胃寒呃逆。

甘松：甘溫。氣香。入脾、胃經。多用於脾胃受寒，氣鬱不舒引起的脘腹脹痛、不思飲食等症。

申、鬱金：辛、苦，寒。入肝、心、肺經。

日、行氣解鬱：胸腹脇肋諸痛及經痛等症。

月、活血祛瘀：祛血中瘀滯。跌打損傷，積瘀疼痛。

星、清心涼血：驚癇癲狂，痰熱蒙蔽心竅。

酉、佛手：辛、微苦，微溫。入肝、脾、胃經。

日、行氣止痛：脇肋脹痛、肝胃氣痛。

月、和胃健脾：脾胃氣滯、食少脘脹等症。

戌、苦楝子（川楝子、楝實、金鈴子）：苦，寒。入肝經。

日、清熱止痛：濕熱氣滯引起的脘腹脇痛、疝氣諸痛等症。

月、驅蟲：蛔蟲、蟯蟲腹痛。苦楝根驅蟲力較佳。

亥、厚朴（川朴）：苦、辛，溫。氣香。入脾、胃、肺經。

日、行氣化濕導滯：濕困脾胃，食積氣滯所致的胸腹脹滿、脘腹疼痛或便秘腹痛等症。

月、降逆平喘：氣喘咳嗽，多與北杏仁同用。

厚朴花：辛溫氣香。行氣寬胸，用於氣滯或濕濁引起的胸悶不適或胃痛等症。

水、延胡索（元胡）：辛、苦，溫。入肝、脾、肺經。

日、行氣止痛：氣滯心腹諸痛、經痛及疝痛等多種痛症，尤多用治胃脘痛。

月、活血祛瘀：跌打損傷，蓄瘀疼痛及四肢瘀血滯痛。
星、能走氣分而行氣，又能走血分而活血，為氣血瘀滯所引起的各種疼痛症之止痛良藥。

木、縮砂仁（砂仁、春砂）：辛，溫。氣芳香。入脾、胃、腎經。
日、行氣健胃：脘腹脹痛、不思飲食等症。
月、化濕止嘔：脾胃濕滯引起的脘悶嘔惡諸症。
星、安胎：妊娠嘔吐，胎動不安。

火、薤白：辛、苦，溫。入肺、胃、大腸經。
日、通陽散結：寒濕痰濁所致之胸背作痛、短氣喘咳的胸痺症。
月、行氣止痛：寒凝氣滯之脘悶腹痛。
星、下氣導滯：大腸濕滯的痢疾後重。

土、薑黃（片薑黃）：辛、苦，微溫。入脾、胃、肝經。
日、行氣止痛：氣滯脘腹作痛。
月、活血通經：瘀血阻滯的經閉腹痛及胸腹疼痛等症。
星、祛風通痺：風濕痺痛，尤為臂痛之良藥。

金、素馨花（素馨針）：微苦，平。入肝經。花蕾。

日、疏肝解鬱：肝氣鬱滯所致的胸脘、脇肋疼痛。

天、檀香：辛，溫。氣芳香。入脾、胃、肺經。

日、行氣止痛：多用於胸腹氣滯疼痛，常與芳香理氣藥同用。

地、沉香：辛，苦，溫。氣香。入脾、胃、腎經。以油多而色紫者為佳。

日、行氣止痛：脘腹氣滯，脹悶作痛。

月、降逆平喘：體重而沉，降逆而納腎氣。如氣逆喘急、嘔吐呃逆等症。

人、降真香：辛，溫。入脾、胃、肝經。

日、行氣止痛：脾胃氣滯引起的脘腹疼痛。

月、祛瘀止血：入血分而性降。跌打損傷引起的體內、外出血或積瘀疼痛等症。

壁、理血藥：

凡能調理血分，治療血分病的藥物，叫做理血藥。

血分病一般分為血虛、血溢、血瘀三種。血虛宜補，血溢宜止，血瘀宜活。補血藥在補益藥中敘述，本綱介紹止血藥與活血藥。

甲、止血藥：

本類藥物有制止身體外部或內部出血的作用，廣泛用於各種出血症，如衄血、嘔血、咯血、便血、尿血、崩漏及創傷出血等。治療出血，不能僅是見血止血，必須根據出血的病因用藥。如出血有因血熱妄行、有因氣火上逆、有因氣虛不攝、有因瘀血內阻等。因此，止血藥可分為：

(日)、涼血止血藥：

本類藥物具有清熱涼血止血的作用，適用於血分有熱，迫血妄行的出血症。症見血色鮮紅、口乾咽燥，或有發熱、舌紅、脈數等。常用藥如茅根、側柏葉、茜草根、地榆、槐花等。

(月)、溫血止血藥：

本類藥物，具有溫經止血的作用，適用於脾氣虛寒不能攝血所致的吐血、便血、崩漏等。症見血色黯淡、面色發白、肢冷、舌淡、脈沉無力等。常用藥如艾葉、灶心土等。

(星)、祛瘀止血藥：

本類藥物止血之中並有祛瘀的作用，適用於跌打損傷、血瘀引起的出血症。常用藥如三七、蒲黃等。

(辰)、澀血止血藥：

本類藥物性多兼澀，故有收斂止血的作用，廣泛用於各種出血症，但出血初期或有瘀血者不宜用，以免留瘀。常用藥如白芨、仙鶴草等。

綜述如下：

子、側柏葉：苦、澀，微寒。入肺、肝、大腸經。

日、涼血止血：各種出血症，如吐咳便尿血、血痢、崩漏等。

月、止咳袪痰：肺熱咳嗽症，對肺癆咳嗽、咳血亦常用。

丑、茜草根：苦，寒。入心、肝經。

日、涼血止血：為常用止血藥。治血熱妄行之吐、衄、咳、便血、崩漏等症。

月、活血祛瘀：胸脇疼痛，血瘀經痛，產後惡露不下，跌打損傷等症。

寅、槐花：苦，微寒。入肝、大腸經。

日、涼血止血：善清大腸濕熱，治痔血、便血及血痢等。

月、清肝熱，降血壓：頭昏目赤之症及高血壓。

槐實（槐角）：與槐花大致相同，但涼血止血作用較弱，而清熱降壓之力則較強。

卯、地榆：苦、澀，微寒。入肝、胃、大腸經。

日、涼血止血：便血、痔血、血痢及崩漏屬下焦濕熱者。

月、清熱收斂：外治瘡瘍、燙火傷。

辰、茅根（白茅根）：甘，寒。入肺、胃、膀胱經。

日、涼血止血：熱症尿、吐、衄、咳血，尤以尿血為佳。

月、清熱利尿：熱淋澀痛，水腫小便不利屬熱症實症者。

巳、大薊：甘，涼。入肝、脾經。

日、涼血止血：血熱妄行之多種出血症，尤多用於咳、吐血。

月、消癰腫：癰腫瘡毒。內服外敷均可。

小薊：與大薊基本相同，唯涼血之力較弱，多用於治療尿血。

午、仙鶴草：苦、澀，平。入肺、肝、脾經。

日、收斂止血：如咳、吐、衄血、牙齦出血、尿血、崩漏等，性較平緩。

未、白芨：苦、甘，平。質黏收澀。入肺、胃、肝經。

日、收斂止血：肺，胃出血。紫癜、鼻血、外傷出血等。對肺癆、潰瘍病的出血，有獨到的作用。

月、消腫生肌：外治瘡癤癰腫，未潰者能消腫，已潰者能收口生肌。

申、蒲黃：甘，平。入肝、脾經。為水生草本植物的花粉。

日、止血：外傷出血及各種內出血。

月、活血祛瘀：多種血瘀症。

酉、三七（田七）：甘、微苦，微溫。入肝、胃經。

日、祛瘀止血：止血而無留瘀之弊，為止血之良藥，內外多種出血症。單用則有效。

月、消腫止痛：為外傷科要藥，跌打瘀腫疼痛、瘀血內阻之胸腹、關節疼痛等。

戌、艾葉：苦、辛，溫。入脾、肝、腎經。

日、溫經止血：虛寒性月經過多、崩漏等症。

月、調經安胎：虛寒性月經不調或胎動不安之腹痛。

星、散寒除濕，祛風止痛：風寒或風濕之腹部冷痛。

辰、製成艾絨，有溫經透絡的作用，多用於針灸治療。亦可用於皮膚濕疹。

亥、藕節：甘、澀，平。入肺、胃經。

日、收斂止血：多煅炭用。多種內出血症之補助藥，多用於吐血、衄血。熱症出血宜生用。

水、棕櫚：苦、澀，平。入肺、肝經。

日、收澀止血：多煅炭用。多種出血症，尤多用於崩漏及各種慢性出血症。

木、血餘炭：苦，平。入肝、胃經。為人髮煅製而成的炭。

日、收斂止血：多種內出血病，尤以崩漏、尿血等較常用。

火、百草霜：辛，溫。入肺、胃、大腸經。為燃燒雜草的爐膛邊和鍋底下結成的煙墨。

日、收斂止血：吐血、衄血、咳血等症。多用於外敷以止外傷出血。亦可用於食積瀉痢。

土、血竭：甘、鹹，平。入心、肝經。為麒麟竭的樹脂加工而成。

日、收斂止血：多用於外傷出血。

月、祛瘀止痛：跌打損傷、瘀血作痛等症，為外傷科的常用藥。

星、斂瘡生肌：瘡瘍久不收口，有防腐、保護瘡面、促進潰瘍癒合的作用。

金、琥珀：甘，平。入心、肝、膀胱經。松樹脂埋藏在地下，年久而成的化石狀物質。

日、通淋，止血：小便癃閉，尤以血淋、熱淋、石淋等為宜。

月、鎮驚安神：心神不寧、驚悸多夢、失眠等症。亦有用治驚風，癲癇者。

星、活血祛瘀：月經不調、癥瘕疼痛。還可治瘡腫、陰囊血腫、皮膚潰瘍等症。

辰、研末內服有利尿作用，治尿道結石、尿血等有效。

天、花蕊石：酸、澀，平。入肝經。含碳酸鈣的礦石。

日、化瘀止血：多種內出血症，以吐、咳血較多用。

月、死胎不下，產後胞衣不下，產後瘀阻血暈等。

地、伏龍肝（灶心土）：辛，微溫。入脾、胃經。

日、溫血止血：虛寒性出血，以胃腸道出血較多用。

月、溫胃止嘔：胃寒嘔吐及妊娠惡阻嘔吐。

星、收斂止瀉：脾虛久瀉不止。

乙、活血祛瘀藥：

本類藥物具有疏通經脈、活血祛瘀的作用，適用於跌打創傷、月經病、產後惡露瘀滯不清、腫塊以及蓄瘀而致的頑固性疼痛等症，為外傷科和婦科之常用藥。根據其藥效，又可分為活血通經、祛瘀止痛和排膿等三種。

(日)、活血通經藥：

適用於瘀血所致的經痛、經閉、月經愆期，或產後血瘀腹痛等症。常用藥如川芎、丹參、益母草等。

(月)、祛瘀止痛藥：

適用於跌打創傷，瘀腫疼痛（包括腹腔內臟腫塊）等症。常用藥如乳香、沒藥、桃仁、川紅花、五靈脂等。

(星)、排膿消腫藥：

適用於瘡瘍多膿、瘡硬未潰者。常用藥如穿山甲、皂角刺等。

今綜述如下：

子、川芎（芎藭）：辛，溫。入肝、膽、心包經。

日、活血行氣：血中氣藥。月經困難、經閉、經痛、難產、胞衣不下等症；故多用於婦科。

月、祛風止痛：風邪所致的頭痛、頭暈及風濕痺痛等症。

丑、丹參（紫丹參）：苦，微寒。入心、心包經。

日、活血祛瘀：廣泛用於多種瘀血為患之症：如經閉、癥瘕心腹刺痛、胸脇疼痛、瘀滯作痛，惡露不盡等，為婦科要藥。

月、清熱除煩：熱病入營分見心煩不寐等症。

星、通心竅，清血中之熱。亦有用於癰腫瘡毒者。

寅、乳香（明乳香、薰陸香）：苦，溫。氣香。入心、肝、脾經。

日、活血行氣．跌打瘀痛、癰瘡腫痛。常與沒藥同用。

月、舒筋活絡止痛：風濕痺痛，筋骨拘攣。

星、消腫生肌：外用於膏藥、丹劑中作敷貼料。

卯、沒藥：苦，平。氣芳香。入肝經。與乳香同為樹脂。

日、活血祛瘀，消腫定痛，功同乳香。

辰、益母草（充蔚草）：辛、微苦。平。入心包、肝經。

日、活血調經：月經不調、經前腹痛、產後血滯腹痛、癥瘕等症。為婦科常用藥，故有益母之稱。

月、利水消腫：水腫。急、慢性腎炎等可用。

充蔚子：益母草成熟的種子。甘微寒。活血調經功同益母草，並有涼肝明目的作用。

巳、紅花（紅藍花、川紅花）：辛，溫。入心、肝經。

日、活血通經：血滯經閉及腹痛癥瘕、產後血暈等症。

月、祛瘀止痛：創傷瘀血疼痛、癰腫硬痛等症。

午、桃仁：苦、甘。平。入心、肝、大腸經。

日、破血祛瘀：血滯經閉、血瘀腹痛、蓄血發狂及跌撲瘀痛等症。為破血祛瘀要藥。

月、潤燥滑腸：腸燥便秘。取其體潤多脂。

未：牛膝：苦、酸，平。入肝、腎經。有川、懷兩種。

日、活血祛瘀：月經困難、經閉及產後胞衣不下等症。

月、強筋骨，利關節：腰膝關節疼痛、屈伸不利。

星、引血下行：虛火上炎的牙痛、吐衄等症。

申、五靈脂：甘，溫。氣臊。入肝經。為號鳥（橙足鼯鼠）之糞。

日、散瘀止痛：經閉、經痛、產後腹痛、胃脘疼痛及一切血滯作痛。近代有用於心絞痛及肋神經痛者。

酉、三棱（荊三棱）：苦，平。入肝、脾經。

日、破血行氣止痛：血滯經閉或產後瘀滯腹痛。癥瘕積聚等症。尤多用於腹部腫塊。

月、消積散結：食積飽脹氣滯，腹痛較甚之症。

戌、莪朮（蓬莪朮）：苦、辛，溫。入肝、脾經。

日、破血行氣止痛：血滯經閉、腹痛癥瘕等症。功同三棱。

月、消積散結：飲食積滯、胸腹滿悶作痛等症。

※三棱破血之力較強，莪朮破氣之力較大，臨床上常二藥同用，以增強療效。

亥、澤蘭：苦、辛，微溫。氣香。入脾、肝經。

日、活血通經：瘀血所致之經閉、經痛及產後瘀滯腹痛等症。

月、行水：產後小便淋瀝、腹痛、頭面浮腫等症。

星、還可用於跌打瘀腫及癰腫瘡毒等症。

水、劉寄奴：苦，溫。入心、脾經。

日、祛瘀通經，止血止痛：血瘀經閉、產後瘀滯腹痛及跌打損傷、創傷出血等症。

木、王不留行（留行子）：苦，平。入肝、胃經。

日、行血通經，下乳消腫：瘀滯經閉及乳汁不下之症。還可用於癰腫，對乳癰腫痛效果較好。

火、蘇木（蘇方木）：甘、鹹，平。入心、肝、脾經。

日、活血祛瘀，消腫止痛：產後瘀阻腹痛，血滯經閉，跌打損傷，瘀滯腫痛等症。

土、皂角刺：辛，溫。入肝、胃經。

日、消腫潰膿：癰腫初起，或膿成不潰等症。

月、祛風殺蟲：痲風、瘡癬等症。

金、凌霄花（紫葳）：辛，微寒。入心包、肝經。

日、破血祛瘀：經閉、癥瘕痞塊之症。近有用於癌症者。

月、清熱涼血：血熱身癢之症。外塗治皮膚濕癬。

天、穿山甲：鹹，微寒。入肝、胃經。鱗甲。

日、通經下乳：經閉不通、乳汁不下等症。

地、瓦楞子（瓦弄子）：甘、鹹、平。入肺、胃、肝、脾經。泥蚶的貝殼。

日、活血消痰：氣滯血瘀及痰積引起的癥瘕痞塊。

月、制酸止痛：胃脘疼痛日久，瘀血阻滯而兼吐酸者。

人、自然銅：辛，平。入肝經。硫化鐵礦石。

日、散瘀止痛：跌撲腫痛，外傷骨折瘀滯疼痛。為治跌撲骨折之專藥，能促進骨折癒合。

樞、蟅蟲（土鱉蟲、地鱉蟲）：鹹，寒。有毒。入肝經。

日、破血逐瘀，治癥療傷：血瘀經閉、癥瘕積聚、創傷骨折、木舌腫強等症。

璇、虻蟲（牛虻、蜚虻）：苦，微寒。有毒。入肝經。

日、破血逐瘀：血瘀引起的經閉、小腹痛；跌打瘀痛。下焦瘀熱，癥瘕痞塊等。

璣、水蛭：鹹、苦，平。有毒。入肝經。

日、破血逐瘀：瘀血停滯引起的經閉、癥瘕痞塊以及跌打損傷腫痛等症。功同虻蟲。

叁、宣竅藥：

凡具有辛香走竄之性，以通關宣竅為主要功效的藥物，叫做宣竅藥。竅閉神昏之症，有熱閉和寒閉的不同，因此，在臨床處方用藥上，也有涼開與溫開的區別。

甲、涼開藥：

多配伍清熱解毒藥或涼血鎮痙藥來用，適用於邪熱內閉，症見高熱、神昏、譫語，甚至痙攣抽搐、舌絳苔黃、脈數等，或感受濕熱穢濁之邪，突然昏迷而有熱象者。

乙、溫開藥：

多配伍辛溫行氣解鬱藥來用，適用於寒邪或痰濁內閉而見突然昏倒、牙關緊急、痰涎上壅、舌淡、苔白滑膩、脈弦或緊等症。

綜述如下：

子、冰片（梅片、龍腦香）：辛、苦，涼。入心、脾、肺經。為龍腦香樹脂的加工結晶品。

日、芳香宣竅：神昏痙厥諸症。常與麝香同用。

月：清熱止痛：外用於喉症、眼疾、瘡瘍疥癬等。

丑、麝香：辛，溫。入心、脾經。為雄麝臍下腺囊中的分泌物。

日、芳香宣竅：溫病熱入心包之熱閉神昏、痙厥，以及中風痰厥、中惡邪氣內閉、猝然神昏口噤等內閉症。

月、活血散瘀：內外用於癰瘡腫毒；經閉、癥瘕、跌撲損傷之症等。

星、催產下死胎：有較強的催生、下胎作用。

辰、對腸麻痺引起的腹脹，可外敷臍部，能行氣消脹。

寅、石菖蒲：辛、溫。入心、肝、胃經。有水、石菖蒲之分。

日、痰濕蒙閉、清陽不升而起的神識不清、耳聾目昏、精神遲鈍，及癲癇神志癡呆等症。

月、和中辟濁：濕困脾胃所致的胸脘脹悶、腹痛等症。

卯、蘇合香：甘、辛，溫。入心、脾經。蘇合香樹的樹脂。

日、宣竅辟穢：驚癇、痰壅、疫癘等突然昏倒的危急閉症。

婁、鎮潛藥：

凡具有鎮靜安神或平肝熄風作用的藥物，統稱為鎮潛藥。由於病因病機和藥物的作用不同，故可分為鎮靜安神藥與平肝熄風藥二種。

甲、鎮靜安神藥：

心神不寧之症，每多虛實夾雜，心火亢盛，或邪熱內擾，或肝陽上升者，多偏於實；心血或肝陰不足以及七情所傷者，多偏於虛，故此類藥又可分：

(日)、重鎮安神藥：

此類藥大多屬於質重的金石類或貝殼類，取其重則能鎮，重可去怯的作用，故能重鎮安神。適用於心、肝火盛，陽氣躁動所致的心神不寧、煩躁不安，或失眠驚悸等症。

子、朱砂（辰砂、丹砂）：甘，微寒。入心經。天然的硫化汞礦石。

日、鎮心安神：心火上炎之心神不安、怔仲、驚悸不寐等症。可與豬心燉服，治神經性心悸。

月、解毒防腐：外用瘡瘍腫毒、咽喉腫痛、藥物發霉等。

丑、磁石：辛，寒。入腎、肝經。天然的磁鐵礦石。

日、鎮驚安神：心肝失養、陰虛陽亢所致的煩躁不安、驚悸失眠、頭暈頭痛及癲癇等症。

月、潛陽納氣：肝腎陰虛、浮陽上擾所致的耳鳴、耳聾、頭暈頭痛、氣喘等症。

寅、龍骨：甘、澀，平。入心、肝、腎經。骨骼的化石。

日、鎮驚安神：心神不安、健忘失眠、驚悸、癲癇等症。

月、平肝潛陽：陰虛肝陽上亢之煩躁易怒、頭暈目眩等症。

星、收斂固澀：遺精、滑精、自汗、盜汗、帶下、崩漏等症。

龍齒：澀涼，功同龍骨，而鎮驚止悸之力尤專，臨床上用於驚悸、失眠、頭痛、多夢等症。

※作定驚藥多用龍齒，作固澀藥多用龍骨。

卯、牡蠣：鹹、澀，微寒。入肝、膽、腎經。牡蠣的貝殼。

日，益陰潛陽：陰虛陽亢之煩躁、失眠、頭暈頭痛、耳鳴目眩、潮熱盜汗等症。

月、收斂固澀：虛汗、遺精、帶下諸症。

星、軟堅散結：消散瘰癧，痰火結核之症。

辰、此外，能中和胃酸，用於胃酸過多、潰瘍病等。

(月)、養心安神藥：

本類藥多屬於植物，取其有養心滋肝的作用，故能養心安神。適用於心肝陰血不足所致的心神不安、失眠多夢、心悸怔忡、虛汗自出等症。

子、酸棗仁：甘、酸，平。入肝、膽、心、脾經。

日、養心安神：心肝血虛引起的心煩不安、心悸怔忡、失眠等症。

月、益陰斂汗：自汗、盜汗之症。

丑、柏子仁：甘，平。質潤多液。入心、肝、腎經。

日、養心安神：心血虛引起的心悸、怔忡、失眠等症。

月、潤腸通便：含油脂，用於陰虛血少、老人體弱及產後血虛引起的腸燥便秘症。

寅、遠志：苦、辛，溫。入心、肺、腎經。

日、通心安神：通心竅、散氣鬱，用於思慮過度、情志抑鬱所致的心神不安、失眠、健忘等症。

月、祛痰通竅：痰阻心竅所致的神志不安、癲癇等症；亦可用於咳嗽痰多，難以咯出之症。

卯、合歡花：甘，平。入心、肝、脾經。

日、解鬱安神：忿怒憂鬱所致的失眠、虛煩不安等症。

合歡皮：甘，平。有活血消腫止痛的作用。用於肺癰、骨折損傷、跌撲、癰瘡等。可搗爛外敷。

乙、平肝息風藥：

風有外風與內風。外風已在祛風藥中敘述。

內風為患，發病機理各有不同。如陽邪亢盛，熱極生風，常見高熱不退、四肢痙搐，甚至昏迷、舌質絳、脈弦數等症。若溫病邪熱耗血，血虛生風，虛風內動，常見筋脈拘急、手足蠕動、舌絳、脈細數等症。若肝陽偏亢，肝風內動，常見頭目眩暈、面色潮紅，甚至猝然昏倒、半身不遂等症。因為「諸風掉眩，皆屬於肝」，故內風為患，多與肝有直接關係，均宜採用平肝熄風的方藥。

本類藥物分別具有清肝、潛陽、鎮痙等作用，適用於肝陽上亢的眩暈，高熱痙厥抽搐，小兒驚風，婦人子癇和癲癇等肝風內動之症。

子、天麻：甘、微溫。質潤多液。入肝經。

日、平肝熄風：能養液以熄內風，故有「定風草」之稱。

頭痛、眩暈、小兒驚風、癲癇、破傷風等症。

月、祛風止痛：風痰引起的眩暈、偏正頭痛等。

星、還可用於肢體麻木、手足不遂之症。

丑、白芍藥：苦、酸，微寒。入肝經。

日、平肝止痛：肝陽上亢之頭痛、眩暈症；肝胃不和之胸腹疼痛；及痢疾腹痛等症。

月、養血和陰：陰血不足引起的月經不調、帶下、崩漏等症；亦用於營衛不和、表虛自汗之症。

寅、鈎藤：甘，微寒。入肝、心包經。

日、熄風止痙：熱盛肝風內動之驚癇抽搐及小兒驚風等症。為兒科常用藥。

月、清熱平肝：肝陽上亢之頭痛、目赤等症。

星、有用於外感風熱、發熱，頭痛、目赤等症。

卯、石決明（千里光）：鹹，微寒。入肝經。鮑魚的貝殼。

日、清肝潛陽：肝陽上亢之頭痛眩暈等症。

月、明目退翳：肝熱目赤羞明及目翳障痛、視物模糊之症，為眼科常用藥。

辰、珍珠（真珠、珠粉）：甘、鹹，寒。入心、肝經。蚌類之病態分泌物。

日、鎮心定驚：心神不安、容易驚恐；急驚風、癲癇之症。

月、清肝除翳：可內服，但多外用點眼，以退翳障。

星、收斂生肌：慢性潰瘍久不癒合。可研末外摻。

珍珠母：珍珠的貝殼，功同而力弱，用量宜大。

巳、代赭石：苦，寒。入肝、心包經。晶系赤鐵礦石。

日、重鎮降逆：氣逆不降的噫氣、嘔吐、呃逆及痰喘氣急等症。

月、平肝潛陽：肝陽上亢之頭暈目眩、目脹耳鳴等症。

星、止血：有引血下行之功。吐血、衄血之症。

午、象牙絲（象牙屑）：甘，寒。入肝、脾、胃經。

日、清熱定驚：小兒熱盛抽搐。

月、解毒：小兒麻疹後餘熱未清，或麻疹毒盛者；亦治小兒疳熱。

未、羚羊角：鹹，寒。入肝經。

日、平肝熄風：熱邪亢盛、熱極生風之驚風抽搐；肝火熾盛之頭痛、頭暈、目赤、羞明等。

月、清熱解毒：溫熱病高熱神昏、譫語躁狂等。

星、風濕熱痺者，有止痛作用。

申、地龍（蚯蚓）：鹹，寒。入胃、脾、肝、腎經。

日、清熱止痙：溫熱病高熱煩躁、抽搐等症。

月、祛風活絡：痺症肢體屈伸不利；中風半身不遂等。

星、尚有利尿作用，治熱結尿閉之症。

酉、僵蠶（白僵蠶、天蟲）：鹹、辛，平。入肝、肺經。蠶幼蟲；因白僵病而死者。

日、祛風解痙：小兒驚風、抽搐、口眼喎斜等症。

月、化痰散結：風熱咽腫（急性喉炎、扁桃體炎）、痰火瘰癧（淋巴結核）、風疹瘙癢等症。

胃、收澀藥：

凡具有收斂固脫作用的藥物，叫做收澀藥。

氣血精津耗散滑脫之症，主要表現為自汗、盜汗、瀉痢、脫肛、遺精、早洩、溲多遺溺、失血崩漏等症。根據症候的不同，收澀藥又可分為斂汗藥、澀精止遺藥、澀腸固脫藥等三種。

甲、斂汗藥：

本類藥物主要以固表斂汗作用為主，適用於陽虛自汗，或陰虛盜汗等症。常用藥物如麻黃根、浮小麥等。若陽虛自汗常配黃芪、白芍等補氣固表藥同用；若陰虛盜汗則配熟地、龜板、地骨皮等滋陰清熱藥同用。

乙、澀精止遺藥：

本類藥物具有固腎澀精或縮小便的作用，適用於腎虛氣弱，精關不固所致的遺精滑泄、尿頻遺尿等症。在應用上，常配伍補腎藥同用；遺精、滑泄之常用藥如山萸肉、金櫻子、芡實等，尿頻、遺尿之常用藥如覆盆子、益智仁、桑螵蛸等。

丙、澀腸固脫藥：

本類藥物具有澀腸止瀉的作用，適用於脾腎虛寒所致的瀉痢日久、滑脫不禁，或脫肛不收等症。常用藥如赤石脂、肉豆蔻等。

綜述如下：

子、**山茱萸（山萸肉、棗肉）**：酸、澀，微溫。入肝、腎經。

日、固腎澀精：肝腎不足所致的腰膝痠軟、遺精滑泄、眩暈耳鳴之症。又婦女月經過多、漏下不止等。

月、斂汗固脫：大汗亡陽欲脫之症，須大量並配他藥。

丑、蓮子：甘、澀，平。入心、脾、腎經。

日、養心益腎：心腎不交之遺精、失眠、帶下、尿濁等症。

月、健脾止瀉：脾虛久痢泄瀉。

石蓮子：為蓮子經風雨後，沉沒水中久浸而成。苦寒，功能清熱利濕，運脾助胃。另一種苦石蓮子為南蛇勒的種子，可治跌打、癌症等。

蓮鬚：蓮的乾花蕊：甘、澀，平，功專固腎澀精，用於腎虛遺精、尿頻、遺尿，帶下等症。

寅、五味子：酸，溫。入肺、腎經。五味俱全，酸苦偏多。有南、北兩種。

日、斂肺止咳：肺虛痰飲喘咳症、肺腎虛喘等。

月、澀精，止瀉：遺精、遺尿症；脾腎陽虛，五更泄瀉等。

星、斂汗：自盜、盜汗等，斂汗力較強。

辰、並有安神作用，用於健忘、失眠症。

卯、覆盆子：甘、微酸，微溫。入肝、腎經。

日、澀精縮小便：陰虛夢遺失精；腎陽不足、夜尿頻多之症。

辰、肉豆蔻（肉果）：辛，溫。入脾、胃、腎經。

日、收斂止瀉：脾腎虛寒引起的久瀉不止或黎明（五更）泄瀉等。

月、溫中行氣：脘腹脹痛，食少嘔吐之症。

巳、金櫻子（刺梨子）：酸，平。入腎、膀胱、大腸經。

日、固腎澀精：腎虛所致之遺精、遺尿、帶下等症。

月、澀腸止瀉：久瀉久痢。

午、芡實（雞頭實）：甘、澀，平。入脾、腎經。

日、健脾止瀉：脾虛不運、泄瀉久痢之症。

月、固腎澀精：腎氣虛、精關不固之遺精、早洩、白帶，及小便頻多等症。

未、訶子（訶黎勒）：苦、澀，平。入肺、大腸經。

日、澀腸止瀉：久瀉久痢。

月、斂肺止咳：久咳失音；肺熱咳嗽等。

申、烏梅：酸、澀，平。入肝、脾、肺、大腸經。青梅加工品。

日、斂肺止咳：肺虛久咳。

月、澀腸止瀉：久瀉久痢。

星、生津止渴：與甘涼或甘寒之藥合用，起酸甘化陰的作用，如連梅湯。適用於虛熱引起的消渴症。

辰、安蛔止痛：蛔蟲引起的嘔吐、腹痛之症。近有用於膽道蛔蟲引起之膽絞痛者。

酉、石榴皮：酸、澀，溫。有毒。入肝、胃、大腸經。

日、收斂止瀉：虛寒久瀉久痢、脫肛等。另崩漏帶下。

月、殺蟲：有驅殺蟯蟲、蛔蟲作用。

戌、浮小麥：甘，涼。入心經。小麥輕浮癟瘦的果實。

日、止虛汗：多種虛汗症。

月、養心安神：臟躁症；可與炙甘草、大棗等同用。

亥、麻黃根：甘，平。入肺經。

日、止汗：多種自汗。常與浮小麥同用。

月、對末梢血管有擴張作用，對腸管、子宮等臟器的平滑肌有收縮作用。與麻黄的作用正好相反。

水、桑螵蛸：甘、鹼、澀，平。入肝、腎經。螳螂的卵鞘。

日、補腎助陽，固精縮尿：腎陽不足所致的遺尿、小便頻數及遺精早洩等症。尤常用於小兒遺尿。

木、海螵蛸（烏賊骨，墨魚骨、魚古）：鹼，微溫。入肝、腎、胃經。

日，止血止帶：婦女血崩或漏下、白帶之症。

月、澀精止遺：遺精早洩之症。

星、制酸止痛：中和胃酸，用於胃脘痛見噯氣呑酸者。

辰、慢性潰瘍久不收口，有收濕生肌作用；亦有治慢性肝炎腫大及早期肝硬化者。

火、五倍子（文蛤，百蟲倉）：酸、鹼、寒。入肝、腎經。乃漆樹科鹽膚木葉上的乾燥蟲癭。

日、斂肺止咳：肺虛久咳。

月、澀腸止瀉：久瀉久痢、便血日久、脫肛。

星、外敷或煎湯洗可治瘡癬腫毒，皮膚濕爛等症。

土、禹餘糧：甘、澀，平。入胃、大腸經。晶系褐鐵礦。

日、澀腸止瀉：虛寒久瀉、久痢、脫肛等症。

月、收斂止血：婦女崩漏、帶下。

金、赤石脂：甘、微酸，澀，溫。入胃、大腸經。硅酸類含鐵陶土。

日、澀腸止瀉：虛寒久瀉，或久痢便膿血不止。

昴、驅蟲藥：

凡能驅除或殺滅腸寄生蟲的藥物，叫做驅蟲藥。

患寄生蟲病的人，一般多見肚腹脹痛、不思飲食，或善飢多食，或嗜食異物、大便失調，久則出現面色萎黃、形體消瘦，甚至發展為疳積等症。此外，耳鼻作癢，或面生白斑，或唇內側有紅白點，或白睛有「蟲斑」，是有蛔蟲的見症；肛門作癢，是蟯蟲獨有的見症；大便白色節片，是蜍蟲的特徵。

根據寄生蟲的種類不同，驅蟲藥可分為驅蛔蟲、驪蟯蟲、驅薑片蟲、驅蜍蟲、驅鈎蟲等類。如長於驅蛔蟲的藥物如使君子、苦楝根皮、石榴皮、烏梅等；長於驅蟯蟲的藥物如百部、雷丸等；長於驅薑片蟲的藥物如檳榔、南瓜子等；長於驅鈎蟲的藥物如榧子、鶴虱、檳榔、貫眾、大蒜等；長於驅蛲蟲的藥物如雷丸、檳榔等。

茲綜述如下：

子、檳榔（尖檳）：辛、苦，溫。入胃、大腸經。

日、殺蟲：驅殺多種腸內寄生蟲，而以驅殺蛲蟲效果最好。

月、瀉下導滯：食積氣滯症；濕熱痢疾等。

星、行氣利水：濕腳氣疼痛。

辰、有用於治痰濕瘧疾者，配常山、草果等同用。

丑、使君子：甘，溫。入脾、胃經。

日、殺蟲消積：功專驅殺蛔蟲。又用於小兒疳積，腹脹腹痛，食少體弱者。

寅、榧子：甘、澀，平。入肺、胃、大腸經。

日、殺蟲：驅蛲蟲、蟯蟲、鈎蟲及蛔蟲等。

卯、鴉膽子：苦，寒。入大腸經。鴉膽子樹的果實種子。

日、清熱解毒：久痢。對阿米巴痢疾有效。

月、治瘧：各型瘧疾，但有嘔吐、噁心等副作用。

星、有用於滴蟲性陰道炎、血吸蟲感染等。

辰、貫眾（管仲）：苦，寒。有小毒。入肝、脾經。貫樹的根莖及葉柄殘基。

日、殺蟲：驅殺螩蟲、蟯蟲、鉤蟲等。

月、清熱解毒：濕熱瘡毒、疔腮腫痛、時行瘟疫等症。又外用頭瘡、白禿、漆瘡作癢等。

星、止血：熱性出血，崩漏等。

巳、苦楝根皮：苦，寒。有毒。入肝、脾、胃經。

日、殺蟲：具有毒殺多種腸寄生蟲的作用，而以驅殺蛔蟲效果較好；對陰道滴蟲亦有殺滅作用。

申、蕪荑：辛、苦，溫。入肝、脾、胃經。蕪荑果實的加工品。

日、殺蟲：驅殺蛔蟲、螩蟲有效。

酉、鶴虱：苦，辛，平。有小毒。入肝經。鶴虱的果實。有南、北二種。

日、殺蟲止痛：多用治蛔蟲、蟯蟲、螩蟲、鉤蟲引起的腹痛，及多種腸內寄生蟲病。

戌、雷丸：苦，寒。有小毒。入胃、大腸經。菌科雷丸的乾燥菌核。

日、殺蟲：以驅殺蜈蟲為主，亦能驅殺蛔蟲、鉤蟲。。

畢、外用藥：

凡是以外用為主，由體表起作用的藥物，統稱為外用藥。

外用藥有收斂止血、消腫解毒、化腐生肌，或排膿止痛等不同的作用。適用於燒傷、外傷出血、跌打腫痛、皮膚疥癬、皮疹、瘡瘍腫痛等外科疾患以及一些五官病症。

本類藥物雖以外用為主，但其中亦有可供內服的，如雄黃、硼砂等。綜述如下：

子、樟腦：辛，熱。有毒。入心經。樟樹加工提煉而成的結晶。

日、除濕殺蟲：多用有除濕殺蟲之功，用於疥癬瘡癢之症。

月、宣竅辟穢：有通關利竅，興奮強心的作用；內服可用於熱病神志昏迷或中惡猝然昏倒。

星、外用尚可治跌打損傷、瘀滯腫痛，有活血止痛之效。

丑、露蜂房（蜂窩）：甘，平。有毒。入肝、胃經。

日、解毒殺蟲：風蟲牙痛（齲齒病），可煎水含漱；外用於皮膚瘙癢、瘡腫疥癬。

月、祛風止痛：風痺；可配祛風藥同用。

寅、蛇床子：辛、苦，溫。入腎經。

日、燥濕殺蟲：婦女陰癢（如陰道滴蟲）、白帶，可煎水沖洗；又蕁麻疹，可外洗。

月、溫腎壯陽：內服用治腎陽虛。與菟絲子同效。

卯、地膚子：甘、苦，寒。入膀胱經。

日、除濕止癢：皮膚濕毒瘙癢、疥癬等症，煎湯外洗；外陰炎、陰道炎，可水煎沖洗。

月、清熱利水：內服用於膀胱濕熱引起的小便不利症，如短赤熱痛等。

辰、蟾酥：甘、辛，溫。有毒。入胃經。蟾蜍耳下腺分泌的漿質製品。

日、解毒消腫：癰疽瘡腫，外塗內服均可。

月、對感受穢濁不正之氣，猝然昏迷不醒者，有開竅回蘇之力。

巳、硼砂（月石、蓬砂）：甘、鹹，涼。入肺、胃經。礦石蓬砂的提煉品。

日、解毒防腐：咽喉腫痛、口腔潰瘍、子宮頸糜爛等。

月、清熱消痰：內服用於熱痰壅滯、咯痰不爽之症。

星、收斂吸濕：用於濕毒引起腳趾間糜爛，水中浸洗。

午、明礬（白礬）：酸，寒。入脾經。明礬石的提煉品，煅後名枯礬。

日、殺蟲止癢：疥癬、濕疹作癢，可煎水外洗。

月、祛痰：風痰癇症。還有止瀉止血的作用。

未、硫黃：酸，溫。有毒。入腎、心胞經。硫黃礦石提煉品。

日、外用解毒殺蟲：皮膚濕爛、疥癬瘙癢及陰疽惡瘡等症。

月、內服補火壯陽：能益火以消陰寒，治多種內臟陰寒症。如便秘、陽痿、腰痠膝冷、氣喘痰鳴等症。

申、雄黃：辛，溫。有毒。入肝、胃經。硫化砷的結晶礦石。

日、解毒殺蟲：各種惡瘡疥癬及毒蛇咬傷等症。解毒力強，並能殺皮膚疥癬諸蟲。

酉、爐甘石：甘，平。入胃經。含碳酸鋅天然礦石。

日、明目去翳：目赤腫痛、目翳等。為末點眼。

月、收濕生肌：瘡瘍破潰後膿水淋瀝或久不收口者，與煅牡蠣共研末，外擦患部。

戌、砒石（砒霜、信石）：辛、酸，熱。有大毒。入肺經。含氧化砷的礦物。

日、蝕瘡去腐：有強烈的腐蝕作用。外用於癰疽、瘰癧、痔瘡。須加工製煉以免中毒。

月、化痰平喘：可與淡豆豉配製成丸劑（冷哮丸），治哮喘遇寒則發之症。

亥、輕粉（汞粉、膩粉）：辛。寒。有毒。入腎、大腸、膀胱經。為水銀升煉而成的加工品。

日、外用攻毒殺蟲：疥癬、梅毒惡瘡等。

月、內服逐水通便：有瀉下和利尿的作用，可用於水腫而大小便不利的實症。

水，鉛丹（黃丹）：辛，微寒。有毒。入心、脾、肝經。為黑鉛製煉而成的鉛化合物。

日、拔毒生肌：主要外用於丹劑及膏藥中，能與植物油化合，為製膏藥的基礎劑，以解毒收斂見長。治瘡瘍腫毒未潰者，敷之可使膿潰腫消；已潰者則能拔毒生肌。故瘡科拔毒生肌膏藥，多用之。

月、墜痰鎮驚：內服治癲癇症，可與其他除痰安神鎮痙之藥同用。

陸、麻醉藥：

麻醉藥可分全身麻醉藥與局部麻醉藥兩種。

全身麻醉一般是指機體在藥物作用下，部分中樞神經系統的機能暫停，表現為意識、感覺及反射性運動消失，骨胳肌鬆弛。凡具有此等作用的藥物，就叫做全身麻醉藥。如曼陀羅花、黃花杜鵑等。

局部麻醉一般是指機體某一局部在藥物作用下，周圍神經末梢和纖維的感覺傳導被阻斷，表現為感覺消失，其中，主要和首先的是痛覺消失。凡具有此類作用的藥物就叫做局部麻醉藥。如天文草、九里香等。

綜述如下：

子、曼陀羅花（**洋金花**、**廣東鬧羊花**、**風茄花**）：苦、辛，溫。大毒。

日、麻醉：適應症極廣，不同性別、年齡的患者和身體各部位，以及多種手術均可使用。

月、止咳，平喘：哮喘，捲成菸吸。慢性氣管炎，可製成注射劑使用。

星、止痛：胃寒痛，水煎服。跌打損傷，毒蛇咬傷等症，可用鮮葉搗爛外敷。

辰、亦有用治震顫麻痺及暈動病（暈船等）者。

丑、黃花杜鵑（羊躑躅、鬧羊花、三錢三）：辛，溫。有劇毒。

日、花：有鎮痛、鎮靜作用，用作穴位麻醉。

月、果：抑制心率，使之減慢，並有降壓、鎮靜、催眠、鎮痛等作用。

星、根：祛痰止咳（氣管炎、老年慢性氣管炎），祛風濕（風濕性關節炎、類風濕性關節炎），降壓（高血壓病）。

寅、天文草（擬千日菊）：辛，微溫。

日、局部麻醉：用作浸潤麻醉。廣泛適用於外科、婦產科、五官科等多種手術。治齲牙痛，可取花蕊搓爛後放入齲洞處，或煎水含嗽。

月、祛痰止咳平喘：用於急、慢性氣管炎、哮喘。

星、清熱解毒：毒蛇咬傷、傷暑泄瀉、瘡瘍腫毒。

卯、九里香（千里香、萬里香）：辛、苦，微溫。氣香。

日、局部麻醉：用作浸潤麻醉。

月、行氣止痛，活血祛瘀：胃脘痛、腹痛，風濕痺痛、跌打瘀痛、牙痛等症。

星、近有用於乙型腦炎者。

辰、**兩面針（入地金牛）**：辛、苦，平。有小毒。

日、局部麻醉：浸潤麻醉，無局部刺激性。

月、全身麻醉：不強——需配他藥使用。

星、祛風濕：風濕病、類風濕等。

辰、行氣止痛：胃脘痛、損傷作痛、齲齒痛等。

象、解蛇毒；殺蟣止癢。

巳、八角楓（三角、七角楓、白龍鬚）：辛、苦，微溫。有小毒。

日、鎮痛、肌肉鬆弛及其他。

月、祛風濕，退翳膜。

星、鎮靜安神，可用於精神分裂症。

辰、祛風止癢，用葉煎水熏洗，治蕁麻疹有效。

方劑精訣

陰、臟腑病變與病因、症候、科別適應方劑提要

分類要點：配合臟腑及其所屬病變用藥法則提要，並補方劑功效分類簡訣之不足，計分臟腑五目，病因、症候十二目，科別七目，合為二十四綱，以二十四節氣之名目代之。本提要與方劑功效分類簡訣合為陰陽篇，有內外表裡之呼應，合此陰陽篇為陽篇，又與用藥提示（陰篇）為陰陽篇，同樣有內外表裡之呼應。可配合讀誦，以收事半功倍之效。

立春、木：肝、膽。

甲、**柴胡清肝湯**：粉柴蒡桔草；三黃四物薄梔翹。（天花粉、牛蒡子）
肝膽三焦風熱，淋巴扁桃腺炎。

乙、**疏肝湯**：連枳柴桃紅；歸芎吳芍青。（枳殼、紅花、青皮）
泄肝鬱，逐瘀痛。（採桃紅）

丙、抑肝湯：柴苓朮草歸芎鈎。（鈎藤）
肝虛熱、鎮痙癎。（逍遙散前半段）
丁、調肝湯：二山歸芎膠巴草。（淮山、山萸，阿膠、巴戟天）
經後少腹疼痛；肝腎不足之頭暈目眩。
戊、鈎藤散：二陳麥菊鈎風膏。（二陳湯、防風、石膏）
高血壓之暈眩、動脈硬化之頭痛。

雨水、火：心、神

甲、養心湯：柏桂二茯半麴遠；炙芪參草歸芎酸（柏子仁、肉桂、茯神、酸棗仁）。心虛血少，精神衰敗。（窮酸）
乙、人參湯：參朮桂乾草（桂枝、乾薑）。
心陽虛之心絞痛。
丙、二陰煎：燈竹通苓草；麥玄連地酸（燈心、竹葉、木通）。
滋陰降火，安神定志；狂行妄言。（通靈草）
丁、生鐵落飲：二冬玄貝星紅；菖志翹苓朱生（膽星、橘紅）。
痰火上擾之癲狂症。

戊、癲狂夢醒湯：青蘇通半草；赤芍柴桃香（蘇子、木通、香附）。
癲狂並見；行氣，祛痰，散瘀。

驚蟄、土：脾，胃、腸

甲，安中散：良薑桂皮；砂草蠣延茴。（牡蠣、延索、小茴）
虛性胃腸潰瘍；胃痛。（礪顏回）

乙、清胃散：連升歸地丹膏。（升麻、牡丹皮）
胃火；中脘作痛。

丙、薑桂湯：三薑官桂枳朴藿；香附朮陳砂草茴。
胃脘寒痛。

丁、六和湯：朮扁赤茯薑棗草；朴瓜半杏藿參砂。（木瓜）
夏令傷食，口渴中暑。

戊、五積散：肉麻陳，枳朴二薑桔草半；歸芎苓芍芷蒼蔥。（肉桂、麻黃、蔥白）
外感寒邪，內傷生冷；祛除寒、食、痰、氣、血五積。

春分、金：肺、胸、嗽、喘

甲、華蓋散：麻杏蘇桑橘草苓。（麻黃、蘇葉、桑葉、橘紅）

乙、**神秘湯**：麻杏蘇朴柴草陳。（厚朴）
宣肺，止咳，平喘。
肺氣腫；小兒喘息。

丙、**柴陷湯**：芩蔞薑棗草；柴半連參。（栝蔞實）
膿胸肋炎。（秦樓）

丁、**紫菀湯**：菀味參苓草；阿膠二母桔。（知母、貝母）
肺虛痰血；勞熱久嗽。

戊、**寧嗽丸**：桔薑斛貝麥芽半；薄杏蘇桑橘草苓。（石斛、橘皮）
清痰潤肺；止咳寧嗽。

清明、水：腎，膀胱、睪丸

甲、**治濁本固丸**：二苓半柏，砂草益鬚連。（黃柏、益智、連鬚）
遺精白濁。

乙，**蓮子清心飲**：蓮骨車柴草；芩苓麥耆參。（地骨皮）
氣虛消渴；白濁帶下。（秦嶺）

丙、**五子衍宗丸**：車覆味枸菟。（覆盆子、枸杞子）

補髓益精。（狗兔）

丁、茯菟丹：菟味白苓淮石蓮。（白茯苓，石蓮子）

早洩消渴。

戊、橘核丸：朴實桃核楝；三海桂心二木延。（厚朴、枳實、川楝、昆布、海藻、海帶、木香、木通）

臍疝睾腫。

穀雨、外感：

甲、葛根湯：葛麻桂芍薑棗草。（麻黃、桂枝、白芍）

太陽陽明合病；頭痛項強。

乙、大青龍湯：麻杏桂膏薑棗草。

風寒重症；內外俱熱，口渴煩躁。

丙、十神湯：升麻葛草陳香；芷蘇芎芍蔥薑。（升麻、麻黃、香附）

發熱流感，胸悶氣逆。

丁、九味羌活湯：蒼芎芩芷細；羌地草蔥風。（蔥白）

四時發散之通劑。風濕神經痛。

戊、**十味香薷飲**：異功朴薷扁瓜者。（白扁豆、木瓜）

暑月感冒；頭重體倦。

己、**清暑益氣湯**：二朮參芪薑棗草；升葛柏麥味，青陳瀉神歸。（黃柏）（李東垣方）長夏濕熱，倦煩虛弱。（清晨謝神歸）

庚、**再造散**：再造芍芎薑棗草；參芪桂附細風羌。

內寒；虛人外感。

辛、**桂枝加龍骨牡蠣湯**：龍牡桂枝湯。

心悸盜汗，失精夢交。

壬、**附子瀉心湯**：芩連附黃。（大黃）

傷寒表解，心下痞，惡寒。

癸、**麻黃附子細辛湯**：麻附細。

少陰感冒；脈沉發熱。

立夏、陰陽：

甲、**雙和飲**：四物桂芪薑棗草。（中桂、炙芪、炙草）

直補陰血；兼之溫養陽氣。

乙、**建瓴湯**：山藥柏仁芍；龍牡膝地赭。（牛膝、熟地）

陰虛陽亢。平肝、滋陰、潛陽。

丙、**何首烏湯**：杜膝菟寄；稀旱貞苓。（何首烏、桑寄生、稀薟草、旱蓮草、女貞子）陰虛陽亢之高血壓；因膽固醇高者尤宜。

丁、**河車大造丸**：杜膝龜熟；二冬紫柏。（紫河車、黃柏）

溫腎納氣；陰陽雙補。

戊、**益督養元湯**：龜鹿知柏熟；龍蠍故味蓯。（鹿角膠、乾地龍、全蠍、故紙、蓯蓉）益督脈，養腎元。

小滿、氣血：

甲、**十香丸**：丁木附茴沉；烏陳瀉荔莢。（香附、荔枝殼、皂莢）

氣滯諸痛。

乙、**四磨湯**：榔烏參沉。（檳榔、烏藥、沉香）

氣阻胃痛。

丙、**參赭鎮氣湯**：二山芡芍；蘇子龍牡。（芡實）

腎虛不能納氣，呼吸喘促。

丁、顧步湯：銀斛歸芪吉參膝。（金銀花、石斛、吉林參）
氣血虧虛之脈管炎。

戊、人參養榮湯：五味薑棗遠；十全芎易陳。（桂心）
補氣養血，脾肺俱虛。

己、人參益氣湯：參芪二草；芍味升柴。（生甘、炙草）
手指麻木。

庚、續命湯：麻黃湯加薑膏人歸。（麻杏桂草）
身中風痱，裡熱拘急。

辛、小續命湯：麻杏桂枝薑棗草；二防芩芍附芎參。
中風拘筋；剛柔二痙。

壬、舒筋湯：薑黃朮草；歸芍桐羌。（炙草、海桐皮）
臂足作痛。

芒種，經絡：

甲、正氣天香散：陳香烏蘇薑。（香附、蘇葉、乾薑）
瘀血經痛。

乙、養陰通痺湯：麥地兒參延；貞蔞二紅桃。（橘紅、紅花）
養陰通絡。

丙、大秦艽湯：八珍缺參用二地；艽芷細風二活膏。
手足痿痺，舌強不語。（交趾）

丁、獨活寄生湯：八珍無朮有桂心；細風獨寄杜艽膝。
風濕痺痛，腰酸背痛。

戊、開結舒筋湯：正氣天香散加蒼芎草桂半星歸。（桂枝）
開結舒筋。（蒼穹）

己、六藤湯：黑虎絡風寬忍楠。（黑老虎、絡石、海風，寬筋、忍冬，石楠藤）
祛風濕，通經絡，

夏至、神經：

甲、安神定志丸：龍齒菖志；二茯黨朱。（黨參，朱砂）
神經過敏；恍惚失眠。

乙、延年半夏湯：桔前半實；薑榔吳鼈參。（前胡、吳萸）
肋神經痛；胸背疼痛。

丙、**還少丹**：菖苓杞楮蓯遠茴；二山戟牛，杜味棗熟。（楮實、巴戟天、牛膝、大棗）（昌齡驅馳從遠回；早熟）

神經衰弱。大補心腎脾胃虛損。

丁、**烏藥順氣散**：烏麻乾薑蔥草；枳桔殭橘芎芷。（橘紅）

痺痛癱瘓；顏面神經麻痺。

戊、**疏經活血湯**：四物二防薑芷草；蒼龍陳威茯牛桃。（防己、防風、龍膽草、威靈仙、茯苓、牛膝）

神經痛；坐骨神經痛。

小暑、熱火：

甲、**清上散**：桔草粉葛薄鬱。（天花粉、薄荷、鬱金）

清上焦風熱紅腫。（粉鴿薄翼）

乙、**清腸飲**：銀榆薏麥；歸草玄芩。（地榆、薏苡仁）

清腸解毒。腸癰。

丙、**清暑湯**：銀翹粉芍；車瀉草滑。（赤芍、車前子）

清暑瀉火，涼血解毒。

丁、**三黃石膏湯**：黃連解毒湯加麻豉膏。（芩梔柏連、麻黄、豆豉）
傷寒陽症，六脈洪數；或溫病壯熱、口渴、發斑。

戊、**防風通聖散**：歸芎芍朮，荊芩薄梔翹；硝黃桔草，薑麻風滑膏。
風熱壅盛，表裡三焦皆實者。

己、**清涼飲**：歸地梔翹，芩連草芷；細茶山豆，枳桔薄風。
實火咽痛，扁桃腺炎。

大暑、虛熱：

甲、**秦艽鼈甲湯**：艽蒿甲骨；歸梅柴知。（地骨皮，烏梅）
骨蒸勞熱，午後發熱。

乙、**瓊玉膏**：地苓人蜜。（生地、白蜜）
虛勞乾欬、潮熱。（地靈人密）

丙，**甘露飲**：二冬草杷枳；二地茵芩斛。（枇杷葉、枳殼、石斛）
陰虛齦腫咽痛；發熱便秘黃疸。（殷勤）

丁、**地骨皮飲**：丹骨四物。（牡丹皮、地骨皮）
陰虛火旺，熱入血室。

戊、涼血地黃湯：玄芩歸地草梔連。
血熱吐衄。

立秋、燥結：

甲、五汁飲：梨藕麥薺蘆。（荸薺汁）
生津潤燥；熱傷肺胃。

乙、玉泉散（天花散）：麥地粉葛糯草味。（糯米）
清熱生津；肺熱熾盛。

丙、潤腸丸：麻子羌黃歸尾桃。（麻子仁、大黃）
津枯脈硬之便秘。

丁、通幽湯：歸地桃紅。（紅花）
滋陰養血；散結行瘀。

戊、更衣丸：朱薈。（朱砂、蘆薈）
津液不足，腸胃乾燥。

己、解白散：巴雄鬱貝桔。（巴豆去油、雄黃、貝母）
去膜通喉。白喉偽膜阻塞氣管。

處暑、淋痢

甲、**五淋散**：歸芍草梔苓。

水腑有熱，尿淋結石。

乙、**赤石脂禹餘糧湯**：赤禹。

澀腸止瀉；泄痢清稀。

白露，濕腫：

甲、**疏鑿飲子**：羌苓秦腹瀉；椒豆通商檳。（秦艽、木通）

遍身水腫，喘呼口渴。

乙、**防己黃芪湯**：薑棗草；朮芪己。

肥胖多汗，風水風濕。

秋分、腫瘤：

甲、**當歸拈痛湯**：二朮二知歸苦瀉；茵苓葛草風升羌。（豬苓、知母，苦參，茵陳、升麻）

腳氣腫痛。

乙、**十六味流氣飲**：歸芎芍芷，參耆桂桔；榔烏枳朴，香草風蘇。

乳症惡瘡；甲狀腺腫。

丙、夏枯草湯：朮草苓陳歸芍地；枯柴桔芷貝香紅。（香附、紅花）

瘰癧瘡瘍。（凌晨）

丁、啟膈散：丹沙苓鬱。砂貝蒂糠。（二參、荷葉蒂、杵頭糠）

開鬱潤燥。食道癌。（靈異）

戊、葵蓮煎：葵樹子、半枝連、白花蛇舌草。

清腸解毒。抗癌。

寒露、蟲瘧：

甲、大戟湯：戟檳鈎瓜。（木瓜）加蛇蛻散。（蛇蛻研末）

腦囊蟲病。

乙、止瘧散：蒼芎芷桂。（桂枝）

截瘧。

霜降、婦科：

甲、佛手散：歸芎。

妊娠胎動下血；交骨不開；血暈。

乙、**芎歸補血湯**：八珍缺苓地，木香膠味杜薑芪。
安胎清熱補血。

丙、**安胎飲（十三味）**：枳朴薑羌貝母菟；歸芎芍草艾芪荊。
安胎催生；腹痛難產。

丁、**完帶湯**：異功蒼換苓；柴芍半淮荊。
氣虛白帶。

戊、**固沖湯**：芪朮龍牡芍；棕倍萸鰾茜。（棕櫚炭、五倍子、山茱萸、海鰾蛸、茜草）
固攝沖任，婦女血崩。（魚飄西）

立冬、兒科：

甲、**保元湯**：耆參草桂。（肉桂二、三分）
嬰兒驚怯；痘家虛者。

乙，**小兒回春丹**：珍砂貝麝二連薄；菖礞牛星半竺鈎。（胡黃連、牛黃、天竺黃、雙鈎藤）
清熱化痰，開竅安神。驚風抽搐。

小雪、外科：

甲、芙蓉膏：四黃蘭蓉。（澤蘭）

外治癤腫、疔毒。

乙、千捶膏：蓖麻子油、嫩松香、輕粉、東丹、銀朱。

外貼腫毒癰疽等。

丙、九一丹：石膏九錢紅升丹一錢。

外擦治一切潰瘍流膿未盡者。

丁、五石散：赤爐寒冰膏。（赤石脂、爐甘石、寒水石、冰片、石膏）

外擦治濕疹陰癢等。

大雪、傷科：

甲、外用七厘散：乳沒血紅；冰麝兒朱。（血竭、紅花、兒茶、朱砂）

外治跌打損傷；瘀滯作痛。

乙、澤蘭湯：膝七歸芍；蘭丹桃紅。（牛膝、川七、歸尾、赤芍、丹皮、桃仁、紅花）

瘀血內結；骨折腫痛。

丙、**駁骨丹**：乳沒鱉銅。（土鱉、自然銅）

活血化瘀續骨。

丁、**正骨紫金丹**：蓮肉丹皮血兒紅；歸苓芍草二香黃。（血竭、兒茶、紅花、木香、丁香、大黃）

跌撲損傷；瘀血滯疼。

冬至、瘍科：

甲、**千金內托散**：歸芎肉朴芷；桔草黨芪風。（肉桂、厚朴）

癰疽痔瘻。（黨旗）

乙、**乙字湯**：歸芎升柴草黃。（大黃）

痔痛脫肛。

丙、**仙鶴槐榆湯**：仙鶴草、槐花、地榆。

便血及痔瘡出血。

丁、**腸黏連緩解湯**：烏萊朴木；桃芍硝番。（烏藥、萊菔子、木香、赤芍、番瀉葉）黏連性腸梗阻。（烏來）

戊、**生肌散**：象皮輕粉兒；乳沒龍膏冰。（煅龍骨）

外敷治癰疽潰後，久不收口者。

小寒、皮膚科：

甲、**當歸飲子：**荊芪四物；風草荷蒺。（薄荷、白蒺藜）乾性濕疹。

乙、**溫清飲：**四物湯加黃連解毒湯。貧血性皮膚病；濕疹。

丙、**胡麻散：**菊蒡蔓草蒲荊蒺；胡麻何苦威風。（蔓荊子、石菖蒲、何首烏、苦參子、威靈仙）風熱癮疹；皮膚癢症。

大寒、五官科：

甲、**辛夷散：**茶草風升芷；二辛芎藁通。（茶葉、升麻、細辛、辛夷、藁本、木通）鼻塞頭痛；鼻炎竇熄。（風升止；窮搞通）

乙、**鼻良湯：**葛根湯桔；芩芎膏夷。（桔梗、辛夷）鼻痛、鼻膿。

丙、**滋腎明目丸：**四物連梔芷蔓草；桔參二地菊茶燈。腎虛視弱。

丁、滋腎通耳丸：芩香四物；柏芷柴知。（香附、黃柏）
耳鳴重聽。

戊、益氣聰明湯：參耆芍草；葛蔓升柏。
聽耳明目。

己、磁硃丸：神砂磁。（神麴，辰砂、磁石）
神水寬散；昏視。

庚、鐵笛丸（聲聲破）：桔草黃砂薄；阿仙芎訶翹。（訶子）
喉痛聲啞；口燥咽乾。

陽、方劑功效分類與組成、用法簡訣

注意要點：配合治療八法與藥物分類篇合觀。

角、解表劑：

以發汗解表藥為主，組成的方劑，叫做解表劑。屬「八法」中的「汗法」。適應症見藥物提示。以下皆類此。

甲、辛溫解表劑：

子、麻黃湯：傷寒論。

日、**麻杏桂草**。（麻黃三錢、桂枝二錢、北杏仁三錢、炙甘草一錢）

月、發汗解表，宣肺平喘。

星、太陽傷寒，表實無汗。

丑、桂枝湯：傷寒論。

日、**桂芍薑棗草**。

月、辛溫解表，調和營衛。

星、太陽傷風，表虛有汗。

寅、蔥豉湯：肘後方。

日、**蔥豉**（蔥白五條、淡豆豉三錢）

月、通陽解表。

卯、荊防敗毒散：攝生眾妙方。

日、**荊防敗毒二活胡：枳桔苓草薄芎薑**。（二活二胡）

月、發汗解毒，散風祛濕。

星、化膿濕疹，癰疽乳炎。

柴葛解肌湯：柴葛羌芍；草膏芩芷桔。（陽明身熱、頭痛肢痛；三陽合病）

辰、杏蘇飲：溫病條辨。

日、**杏蘇薑棗草；苓前枳桔半陳。**（前胡）

月、發散風寒，宣肺化痰。

星、太陰風寒，管炎咳嗽。

參蘇飲：杏蘇飲加葛香參。（益氣解表，行氣化痰；發表托裡，脈弱無汗。）

香蘇飲：蘇陳香附草薑蔥。（解表行氣。四時感冒，噯氣惡食。）

※三方均有解表作用。但杏蘇飲長於宣肺止咳，多用於傷風咳嗽；參蘇飲並能補氣化痰，多用於體虛感冒，咳嗽痰多；香蘇飲則兼有行氣作用，多用於感冒而見氣滯之症。

巳、小青龍湯：傷寒論。

日、**桂芍薑草；細麻半味。**（乾薑、細辛、半夏、五味子）

月、解表化飲，止咳平喘。

星、傷寒表不解，心下有水氣，乾嘔或喘。

射干麻黃湯：射菀款薑棗；細麻半味。（射干、紫菀、款冬花。）

（溫肺化痰，止咳平喘。痰鳴。）

乙、辛涼解表劑：

子、銀翹散：溫病條辨。

日、**桔草薄蘆豉；銀翹荊竹蒡。**（桔梗、竹葉、牛蒡子）

月、辛涼透表、清熱解毒。

星、溫病表熱，口渴發炎。

丑、桑菊飲：溫病條辨。

日、**菊桑翹杏；桔草薄蘆。**（薄荷、蘆根）

月、疏風清熱，宣肺止咳。

星、風溫解表、微熱口渴。

寅、麻杏甘石湯：傷寒論。

日、**麻杏甘石。**（石膏八錢先煎）

月、辛涼宣泄，清肺平喘。

星、外感風邪，熱鬱於肺。

卯、升麻葛根湯：閻氏小兒方論。

日、**升葛芍薑草**。（升麻錢半、葛根四錢、赤芍三錢、甘草一錢）

月、解肌透疹，清熱解毒。

星、麻疹、水痘初期，疹未透發或發而不暢、身熱頭痛者。

竹葉柳蒡湯：荊葛薄草；知蟬麥玄。（垂絲柳、牛蒡子）

（透疹解表，清熱養陰。）

綜述：

甲、麻黃湯、桂枝湯、蔥豉湯和荊防敗毒散均能解表散寒，用治感冒風寒表症。麻黃湯發汗之力較強，為辛溫解表之重劑，適用於感冒風寒、無汗脈浮緊的表實症，並善於宣肺平喘，以治風寒咳喘；荊防敗毒散發汗之力不及麻黃湯，但發散風寒、並祛濕邪，對風寒夾濕者尤為適合；桂枝湯發汗之力較緩，但善於調和營衛，適用於感冒風寒、汗出脈浮緩的表虛症；蔥豉湯發汗之力為最弱，為辛溫解表之輕劑，適用於一般傷風感冒輕症。

杏蘇飲和小青龍湯解表之中，並善於化痰止咳，以治感冒風寒、咳嗽有痰之症。杏蘇飲解表祛風而長於宣肺化痰，主要用於感冒風寒，肺氣不宣所致的咳嗽痰多（傷風咳嗽）；小青龍湯解表散寒而長於溫肺化飲，常用於治療感冒風寒，水飲內停所致的咳痰清稀及肺寒痰飲咳嗽諸症。

乙、銀翹散、桑菊飲均為辛涼解表，治療感冒風熱表症的常用方劑。但銀翹散清熱之力較大，並能解毒，故多用於表症發熱較重及咽喉腫痛等症；桑菊飲解表之中，長於宣肺止咳，對感冒風熱咳嗽較為多用。麻杏甘石湯則重在清肺平喘，適用於風熱鬱肺或肺熱內盛所致的喘咳症。升麻葛根湯解表之中，專以透疹為用，常用於麻疹透發不快之症。

亢、催吐劑：

以催吐藥為主，組成的方劑，叫做催吐劑。亦即是「八法」中的「吐法」。

子、瓜蒂散：傷寒論。

日、瓜蒂赤豆豉。（甜瓜蒂、紅豆為末，淡豆豉三錢煎湯送服）

月、催吐：痰涎壅盛，脘腹脹滿。

丑、鹽湯探吐方：千金方。

日、**食鹽**。（用開水調勻，成飽和鹽湯，飲後用淨鵝毛探喉以取吐。）

月、催吐：飲食停滯於胃脘，食物中毒。

綜述：

二方均為湧吐痰涎、宿食、毒物之方，對痰、食、毒物停留在胸脘，急需湧吐者均可應用。但瓜蒂散作用較強，且瓜蒂苦寒有毒，必須注意體質壯實者方為適合；鹽湯探吐方藥性較平和，全在用極鹹之味，激起嘔吐而已，雖催吐之力不及瓜蒂散，唯藥物來源方便，故為催吐法中之常用方。

氐、瀉下劑：

以瀉下藥為主，組成的方劑，叫做瀉下劑。即是「八法」中的「下法」。

甲、寒下劑：

子、**大承氣湯：**傷寒論。

日、**朴實硝黃**。（厚朴四錢、枳實三錢、芒硝三錢、沖大黃四錢後下）

月、峻下熱結：陽明腑實；燥矢堅結。「痞滿燥實」皆俱。

星、高熱神昏，抽搐發狂。

小承氣湯：本方去芒硝。分量亦較輕。

（主治症狀較大承湯稍輕）

調胃承氣湯：本方去枳實、厚朴，加炙甘草。

（有瀉下和胃的作用，主治表解有汗，裡熱不除。）

乙、溫下劑：

子、溫脾湯：千金要方。

日、**乾附草黃參**。（乾薑二錢、熟附子三錢、甘草二錢、大黃二錢、黨參四錢）

月、溫補脾陽，攻下寒積。

星、症見腹滿、臍周硬結而痛，四肢冷、苔白滑、脈沉弦。

三物備急丸：乾巴黃。（乾薑、巴豆霜、大黃為末沖服）

（有攻逐冷積作用。用於寒氣冷結，腹痛。）

丙、潤下劑：

子、麻子仁丸：金匱要略。

日、**麻芍杏；朴實黃**。（火麻仁五錢、白芍三錢、杏仁三錢、厚朴半錢、枳實半錢、大黃三錢）

月、潤腸通便：虛性、慢性、習慣性便秘兼有熱結症狀者。

五仁丸：桃李杏；松柏陳。（郁李仁、松子仁、柏子仁、陳皮）

（用於年老體虛，或產後津枯腸燥便秘。）

丁、逐水劑：

子、十棗湯：傷寒論。

日、十棗遂戟芫。（大棗十枚，甘遂、大戟、芫花等分研末）

月、攻遂水飲：懸飲症；水腫腹脹，屬於實症者。

控涎丹：遂戟芥。（白芥子。各等分，共為末。）

（祛痰逐飲，水停胸膈，水腫腹脹。）

舟車神祐丸：香檳牽紅粉；戟遂芫青黃。（橘紅、輕粉）

（行氣逐水，水腫脹滿，腹部堅實，形氣俱實。）

綜述：

甲乙丙、大承氣湯、溫脾湯、麻子仁丸均有通大便的作用，用於大便秘結不通之症。其中大承氣湯、麻子仁丸都能泄熱通便，但大承氣湯瀉下之力較大，功專峻下熱結，主治腸胃熱結所致大便秘結者；麻子仁丸瀉下之力較緩，長於潤燥滑腸，主治胃腸燥熱而致大便秘結者；溫脾湯則以溫補脾陽，攻逐腸胃之冷積為用，主治脾陽不足，冷積阻於腸胃而致大便秘結者。以上三方，一寒下，一潤下，一溫下，立法不同。

丁、十棗湯功專逐水，主治水飲停積於胸脘脇下之病，尤多用於實症腹積水者。

房、和解劑：

凡具有疏泄、和解作用的方劑，叫做和解劑。即「八法」中的「和法」。

甲、和解表裡劑。

子、小柴胡湯：傷寒論。

日、**柴半芩參薑棗草**。（夜半琴聲）

月、和解表裡：外感風寒，邪在半表半裡之少陽症。

複方大柴胡湯（驗方）：**柴芩黃芍草；枳楝索蒲香**。（大黃、枳殼、川楝子、元胡、蒲公英、木香）（內瀉熱結，和解表裡。）

丑、蒿芩清膽湯：通俗傷寒論。

日、**蒿芩枳茹半苓陳和碧玉散**（滑石、甘草、青黛）。（枳殼）

月、清膽利濕，和胃化痰。寒輕熱重、胸悶乾嘔。

乙、調和肝脾劑：

子、四逆散：傷寒論。

日、**柴芍草實**。（柴胡三錢、白芍六錢、炙甘草二錢、枳實三錢）

月、調和肝脾，和解表裡。熱邪內陷，陽氣不得外達的熱厥。

丑、逍遙散：局方。

日、**柴苓朮草；歸芍薑荷？**（薄荷）

月、舒肝解鬱，養血健脾。血虛肝燥，氣鬱經濇。

寅、痛瀉要方：景岳全書。

日、**朮芍風陳。**（炒白朮四錢、炒白芍三錢、防風三錢、炒陳皮半錢）

月、平肝補脾。（肝旺脾虛所致之腸鳴腹痛、泄瀉。）

丙、調和腸胃劑：

子、黃連湯：傷寒論。

日、**黨桂半連薑棗草。**（黨參、桂枝、乾薑）

月、平調寒熱，和胃降逆。胸中有熱，胃中有寒，寒熱相搏而致的腹痛、欲嘔。

半夏瀉心湯：黨芩半連薑棗草。（和胃降逆，清痞除滿；噫氣腸鳴，胃炎胃酸。）

丁、其他：

子、達原飲：溫疫論。

日、見溫熱病方劑精訣。

月、辟穢化濁，清熱去濕。

清脾飲：柴苓朮草果，朴半草芩青。（厚朴、青皮）

（健脾去濕，化痰截瘧。）

綜述：

甲、二方均能和解少陽，用於寒熱往來，胸脇不適之少陽症。其中小柴胡湯長於和解表裡，並有祛邪扶正的作用，善治邪在少陽，半表之熱偏盛，兼有中虛之症；蒿芩清膽湯以清膽利濕為主，並能和胃化痰，適用於邪在少陽，半裡之熱偏重，中氣不虛、並兼內痰有濕之症。

乙、三方均有調和肝脾的作用，用治肝脾不和所致的痰患。其中四逆散並能解鬱泄熱，主治熱邪內陷，陽氣鬱遏不能外達所致的四肢厥逆症，以及肝脾不和，氣鬱於內所致的脘腹諸痛；逍遙散是由四逆散加減演變而成，功能調和肝脾，並能養血健脾、善治肝鬱血虛所致的胸脇疼痛、怠倦食少等症；痛瀉要方則著重平肝補脾，以治肝旺脾虛所致的腹痛泄瀉。

丙、黃連湯是調和腸胃的代表方，有平調寒熱，和胃降逆的作用，適用於胸中有熱，胃中有寒，寒熱相搏所致的腹痛、欲嘔之症。

丁、達原飲是治療寒熱如瘧的專用方。常用於瘧疾偏於濕熱者，其辟穢化濕，攻堅破積之力比其他相類方均強。本方與蒿芩清膽湯均可治療寒熱如瘧之症，但達原飲長於辟穢化濁，用治寒熱如瘧因於濕濁邪熱交阻者，蒿芩清膽湯善於清膽利濕，並能和胃化痰，治寒熱如瘧因於熱邪偏盛，夾有痰濕之症者。

心、祛寒劑：

以祛寒藥為主，組成的方劑，叫做祛寒劑。即「八法」中的「溫法」，又稱溫裡法。

甲、溫中祛寒劑：

子、理中湯：傷寒論。

日、**參朮草薑**。（黨參四錢、白朮四錢、炙甘草二錢、乾薑二錢）

月、溫中祛寒，補益脾胃。興奮胃機能。

星、胃寒。運化失職所致的腹痛泄瀉、嘔吐，或腹滿食少等。

丑、吳茱萸湯：傷寒論。

日、**參吳薑棗**。（黨參四錢、吳萸三錢、生薑五錢、大棗五枚）

月、溫中散寒，降逆止嘔。肝胃虛寒，濁陰上逆。

星、胃痛或頭痛，痛時欲嘔，吐涎沫、口淡、脈弦。

寅、小建中湯：傷寒論。

日、**薑棗草；桂芍飴。**（生薑、炙甘草、桂枝三錢、飴糖一兩）

月、溫中補虛，緩急止痛。散寒醒脾。

大建中湯：乾薑椒飴參。（蜀椒）

（溫中補虛，降逆止痛。）

乙、回陽救逆劑：

子、四逆湯：傷寒論。

日、**乾薑草附。**（乾薑三錢、炙甘草二錢、熟附子五錢）

月、回陽救逆：陽虛陰盛之心臟猝衰，手足厥冷。

星、汗多或誤汗所致的亡陽症。

白通湯：乾薑蔥附。（蔥白五條）

（溫通陽氣，祛散寒邪。）

丑、參附湯：婦人良方。

日、參附。（人參三錢、熟附子四錢；人參另燉，附子水煎）

月、回陽，益氣，救脫。手足逆冷、汗出、呼吸短促、脈微。

參附龍牡湯：參附湯加龍骨、牡蠣各一兩燉。（益氣潛陽）

回陽救急湯：四逆六君麝桂味。（肉桂）

（回陽救逆，益氣生脈；陰寒內盛，四肢厥逆）

丙、其他：

子、當歸四逆湯：傷寒論。

日、桂芍細通棗草歸。（桂枝、細辛、木通、炙草）

月、溫經散寒，養血通脈。血虛有寒，經絡運行不暢。

丑、四神丸：內科摘要。

日、**果脂味吳薑棗。**（肉果、補骨脂、五味子、吳萸）

月、溫腎暖脾，澀腸止瀉。脾腎虛寒，五更泄瀉。

寅、真武湯：傷寒論。

日、**朮芍附薑苓。**（白朮五錢、白芍四錢、熟附子四錢、生薑三錢、茯苓四錢）

月、溫陽利水。脾腎陽虛，水氣內停所致的水腫。

星、心悸汗漏、水氣凌心，筋惕肉瞤。

烏頭湯：麻芍草烏芪。（製川烏）（溫補陽氣、祛寒止痛。）

綜述：

甲、三方均為溫中補虛的常用方，用治脾胃虛寒之症。其中理中湯長於溫中祛寒，適用於脾胃虛寒所致的腹痛、泄瀉、嘔吐等症；吳茱萸湯並善溫肝止嘔，適用於肝胃虛寒，濁陰上逆所致的胃痛、頭痛、乾嘔、吐涎沫等症；小建中湯則著重緩急止痛，專用於脾胃虛寒所致的腹部攣痛之症。

乙、二方均為回陽救逆的方劑，適用於陽氣衰微，陰寒內盛所致的四肢厥逆、惡寒倦臥、吐利腹痛、脈沉微，甚或亡陽欲脫之症。其中四逆湯專於回陽，適用於陰寒內盛，陽虛欲脫之症；參附湯則能補氣回陽，適用於正氣大虧，陽虛暴脫危症；用於救急較上方力大而效速。

丙、當歸四逆湯為養血溫經通脈之劑，適用於血虛有寒，血脈運行不暢所致的手足厥冷、脈細欲絕者。四神丸與真武湯均有溫補脾腎的作用，但四神丸著重澀腸止瀉，適用於脾腎虛寒之五更泄瀉；真武湯則著重溫陽利水，適用於脾腎陽虛所致的水腫。

尾、清熱劑：

以清熱藥為主，組成的方劑，叫做清熱劑。即是「八法」中的「清法」。

甲、**清熱瀉火劑**：

子、**白虎湯**：傷寒論。

日、**粳草知膏**。（石膏一兩先煎，知母四錢、甘草半錢、粳米四錢）

月、清熱生津：溫熱病，氣分熱盛，高熱頭痛等。

星、傷寒陽明經症，渴飲，不惡寒反惡熱。

竹葉石膏湯：**參麥薑草**；**半粳竹膏**。（益氣、養陰、降逆止嘔；熱病後期餘熱未清）

乙、**清熱涼血劑**：

子、**清營湯**：溫病條辨。

日、見溫熱病方劑精訣。

月、溫熱傳營，症見身熱夜甚，煩躁不眠、譫語、舌絳、脈細。

清宮湯：**玄犀翘麥竹蓮心**。（竹葉心、蓮子心）

（清熱養陰，溫病發汗過多，神昏譫語）

丑、**犀角地黃湯**：千金方

日、**犀地芍丹**。（犀角二分、生地一兩、芍藥四錢、丹皮三錢）

月、清熱，涼血，解毒。熱傷吐衄，赤淋血崩。

星、深入血分，症見諸血，發斑，或譫語、神志狂亂。

清瘟敗毒湯：見溫熱病方劑。

丙、清熱解毒劑：

子、黃連解毒湯：外臺秘要引崔氏方。

日、**芩梔柏連。**（黃芩三錢、梔子三錢、黃柏三錢、黃連三錢）

月、瀉火解毒止血。熱性病見三焦俱熱、煩躁狂亂。

星、外科瘡瘍疔毒。

梔子豉湯：梔豉。（清熱除煩；煩亂不眠、胸脘痞滿。）

丑、普濟消毒飲：錄醫方集解。

日、**殭粘翹連藍薄勃；柴陳桔草升芩玄。**（鼠粘子——牛蒡子、升麻）（琴絃）

月、清熱解毒，疏風消腫。疫毒紅腫、無名腫毒。

丁、清熱解暑劑。

子、清暑益氣湯：溫熱經緯。

日、**參麥知粳草；竹斛荷粳連。**（洋參錢半另燉）

月、清暑益氣，養陰生津。暑熱傷津氣，心煩脈虛，渴。

清絡飲：見天醫錄方劑精訣。

丑、六一散：傷寒標本。又稱天水散。

日、**滑甘**。（滑石六兩、甘草一兩）見天醫錄方劑。

月、清暑利尿止瀉。感受暑熱，心煩身熱，小便短黃、澀痛。

戊、清臟腑熱劑：

子、導赤散：小兒藥症直訣。

日、**木地竹草梢**。（木通四錢、生地六錢、竹葉四錢、甘草梢二錢）

月、清熱利尿。心經熱盛，或移熱小腸，面赤、舌瘡、溲痛等。

小薊飲子：**薊藕黑梔蒲炭；木通歸草滑淡**。（蒲黃炭、淡竹葉）

（涼血上血，利水通淋。用於下焦瘀熱的血淋。）

丑、龍膽瀉肝湯：醫宗金鑑。

日、**龍車通瀉地；柴草梔芩歸**。（龍膽草四錢、木通三錢）

月、清肝膽經濕熱。見脇痛、口苦、目赤、小便黃赤、淋濁等。

星、肝火。消炎清熱，活血利尿。

寅、**左金丸**：丹溪心法。

日、**連吳**。（黃連四錢、吳萸八分）瀉火和胃、降逆止嘔。見肝腎方劑。

卯、**瀉白散**；小兒藥症直訣。

日、**桑地粳草**。（桑白皮四錢、地骨皮四錢、粳米四錢、甘草一錢）

月、清熱瀉肺，平喘止咳。肺熱致咳，氣喘；發熱，午後為甚。

葶藶大棗瀉肺湯：**葶藶子四錢大棗十枚**。

（瀉肺水，治痰涎壅盛、肺氣喘逆者。）

辰、**玉女煎**：景岳全書。

日、**知膏麥熟牛**。（知母三錢、石膏二兩先煎，麥冬三錢、熟地八錢、牛七三錢）

月、滋陰清胃：陰虛胃熱致煩熱、頭痛、牙痛、吐衄等。

巳、**白頭翁湯**：傷寒論。

日、**秦翁柏連**。（秦皮四錢、白頭翁一兩、黃柏四錢、黃連二錢）

月、清熱解毒，涼血止痢。厥陰熱利，渴欲飲水。

午、**芩連葛根湯**：傷寒論。

日、**芩連葛**。（黃芩三錢、黃連二錢、葛根六錢）

月、解表清裡。發熱下利，胸中煩熱、肛門灼熱、大便臭穢。

黃芩湯：草棗芩芍。（濕熱泄瀉、痢疾而見發熱、腹痛。）

芍藥湯：香檳芍草；芩桂連歸。（木香二錢、肉桂五分）

（有調氣行血，導滯止痛的作用，治痢疾實症，裡急後重。）

※、三方均為清胃腸實熱而治下利的方劑。但芩連葛根湯並能解肌表之熱而除煩渴，對表未解而裡熱已成者為適用；黃芩湯並有緩急止痛的作用，對下利而腹痛較明顯者為宜；芍藥湯除清熱外，調氣行血的作用較強，對痢疾實症，胃腸氣血積滯較重，裡急後重明顯者為適合，對一般下利則少用。

未、青蒿鱉甲湯：溫病條辨。

日、**蒿鱉知丹地**。（青蒿二錢、鱉甲六錢先煎、知母三錢、丹皮三錢、生地六錢）

月、養陰透熱。溫病後期，陰液不足；邪留陰分而見夜熱早涼者。

綜述：

甲、白虎湯為治療氣分實熱的代表方，有清熱生津的作用，主治肺胃熱盛津傷之症。

乙、二方同為清營涼血的代表方，適用於熱邪傳入營分，見神昏、譫妄、舌絳而乾、煩躁、脈數等症。但清營湯在清熱涼血法中配入清氣藥，故能透營分之熱轉出氣分而解，適用於熱邪初入營分，尚未動血之症；犀角地黃湯純由血分藥組成，並能活血散瘀，主治熱入血分，迫血妄行及血熱毒盛之症，症情比清營湯為重。

丙、二方均有清熱瀉火解毒作用，用於癰瘡腫毒、咽喉腫痛等症。但黃連解毒湯，由大苦大寒的藥物組成，能直折三焦實火；而普濟消毒飲並有疏風消腫作用，以用於上焦頭面風熱腫毒為適合、其清熱作用則不及黃連解毒湯。

丁、二方均為清解暑熱的方劑，主治夏季暑熱煩渴之症，但六一散清暑之力較弱，偏於利小便而多用治暑濕之症；清暑益氣湯多用於暑熱傷氣、津液受灼之症，清暑之力較強，並能益氣養陰生津。以上二方，一偏於清利，一偏於清養。

戊、本類方劑主要為清臟腑諸經之熱而設，根據其作用不同，各有所偏重。龍膽瀉肝湯、左金丸同為治肝經實火的方劑，適用於脇痛、口苦、脈弦數等症。但龍膽瀉肝湯清肝之力較大，重在清瀉肝經濕熱，並治肝經濕熱下注引起的小便淋濁、陰腫陰癢等症；左金丸清肝之中並能降泄胃熱，對肝鬱化火，胃熱上逆引起的噯氣吞酸等症尤為所長。

瀉白散以清肺止咳平喘為主，清而帶潤，為治肺熱喘咳的方劑。

導赤散以清心利水為主，能導心經之熱及小腸濕熱從小便而解，為治心火上炎之煩躁口渴、口舌生瘡及心移熱於小腸、小便短赤或熱淋澀痛的常用方劑。

玉女煎為滋陰而降胃火之劑，多用於陰虛胃熱所致的煩渴、牙痛、失血等症。

白頭翁湯與芩連葛根湯均有清熱止痢的作用，對腸胃蘊熱下痢均可應用。但白頭翁湯並有涼血解毒的作用，為治濕熱鬱於血分所致的下痢膿血的專用方劑；芩連葛根湯並能解肌表之熱而除煩渴，對表邪未解裡熱已成所致的熱瀉痢者較為適用，但無涼血之功。

青蒿鼈甲湯為治血分虛熱的代表方劑，適用於陰虛血少，熱邪深伏於陰分所致的潮熱骨蒸之症，有養陰透熱之功。

箕、消導劑

有消食導滯或消痞化積作用的方劑，叫做消導劑。即「八法」中的「消法」。

子、保和丸：丹溪心法。

日、**陳苓半芽；麯翹萊楂**。（麥芽八錢、六麯三錢、萊菔子三錢）

月、消食導滯，和胃清熱。脘腹脹滿、噯氣酸臭。

丑、枳實導滯丸：內外傷辨惑論。

日、**芩連枳朮：麴瀉芩黃**。（枳實三錢、大黃三錢）

月、消積導滯，清利濕熱。胸脘痞悶，瀉痢腹痛。

枳實消痞丸：四君半夏麴，朴實薑芽連。

（脾虛氣滯之胸腹痞脹，食入不化。）

本香檳榔丸：香檳二陳附，棱茋三黃牽（本香、香附）（行氣導滯，泄熱

通便；脘腹痞滿，二便不通。）

枳朮丸：枳實少白朮一倍。荷葉煨陳米飯為丸。

（健脾治脹。胃虛濕熱，飲食壅滯。）

綜述：

凡傷食之病，均宜採用消食導滯治療。保和丸、枳實導滯丸都是本法的代表方劑，兩者均有消食導滯的作用，用於食積停滯所致的脘腹脹滿、噯腐吞酸、食慾不振，便秘或泄瀉等症。保和丸以治食積為主，用於一般食積飽脹、噯腐吞酸之症；枳實導滯丸消積導滯之力較強，並能清利濕熱，適用於食積、濕熱互結於腸胃所致的脘腹痞悶、脹痛、大便秘結，或下痢泄瀉之症。

斗、補益劑：

以補益藥為主，組成的方劑，叫做補益劑。即是「八法」中的「補法」。

甲、補氣劑：

子、四君子湯：和劑局方。

日、**參苓朮草**。（黨參四錢、茯苓四錢、白朮四錢、炙甘草二錢）

月、補氣健脾。面色痿白、言語輕微、四肢無力、脈來虛弱。

異功散：四君加陳皮。（脾胃虛弱，不思飲食。）

六君子湯：異功加法半夏。（兼胸脘脹悶、咳嗽痰多、嘔吐）

香砂六君子湯：六君子加木香、砂仁。（脘腹脹痛、噯氣吞酸）

丑、參苓白朮散：和劑局方。

日、**蓮肉異功薏；山砂扁豆桔**。（淮山、砂仁）

月、補氣健脾，和胃滲濕。脾胃虛弱，飲食不消。

寅、補中益氣湯：脾胃論。

日、**柴草升參，薑棗歸芪陳**。（黃芪五錢、升麻一錢）

月、調補脾胃，升陽益氣。氣虛發熱，脫肛、子宮下垂、久痢等。

卯、生脈散：內外傷辨惑論。另見天醫錄方劑。

日、參麥味。（人參二錢另燉，麥冬三錢、五味子二錢）

月、益氣斂汗，養陰生津。熱傷元氣，氣短神疲。

乙、補血劑：

子、四物湯：局方。

日、**歸芎芍地**。（當歸四錢、川芎二錢、白芍三錢、熟地五錢）

月、補血和血，活血調經。一切血虛症而見脈細、舌淡者。

星、血虛血滯所致的月經不調、經痛、崩漏等。

聖愈湯：四物參耆。（陰虛、虛弱、血脫、煩熱。）

八珍湯：**四君與四物**。（氣血兩虛、氣短頭暈。）

十全大補湯：**八珍桂芪**。（氣血兩虛，陰陽並損。）

丑、歸脾湯：濟生方。

日、**四君薑棗遠；酸眼歸芪香**。（酸棗仁三錢、龍眼肉三錢、木香一錢）

月、養心健脾，益氣補血。心脾兩虛。

星、怔忡盜汗，嗜臥貧血，血虛崩漏，月經不調。

寅、炙甘草湯：又叫復脈湯。傷寒論。

日、**桂仁薑棗草；麥地阿膠參**。（桂枝二錢、麻仁三錢、炙甘草四錢）

月、益氣滋陰，補血復脈。氣陰兩虛，脈結代，心動悸。

星、肺痿虛勞。近用於風濕性心臟病、甲狀腺機能亢進所致的心律不整、心慌心動及神經衰弱、心悸怔忡等症。

丙、補陰劑：

子、六味地黃丸（湯）：小兒藥證直訣。

日、**二山澤；苓丹熟**。（山藥四錢、山茱萸四錢、澤瀉三錢、茯苓三錢、丹皮三錢、熟地八錢）（二山賊；靈丹熟）

月、滋補肝腎。肝腎陰虛，虛火上炎之腰膝痿軟、頭目眩暈、耳鳴耳聾、盜汗遺精，或骨蒸潮熱、消渴等。

知柏地黃丸：六味知柏。（知母、黃柏）（陰虛火旺）

杞菊地黃丸：六味加甘杞、甘菊。（滋陰明目）

麥味地黃丸：六味加麥冬、五味子。（強陰益精）（又稱八仙長壽丸）

歸芍地黃丸：六味加當歸、芍藥。（肝腎陰虧）

參麥地黃丸：六味加洋參、麥冬。（金水勞熱）

明目地黃丸：六味加當歸、柴胡、五味子。（目昏視弱）

桂附地黃丸：六味丸加肉桂、附子。（見補陽劑）（簡稱八味地黃丸）

丑、**大補陰丸**：丹溪心法。

日、**知柏龜熟髓**。（知母三錢、黃柏三錢、龜板六錢、熟地五錢、豬脊髓一條）

月、滋陰降火。陰虛火亢的潮熱、盜汗、咯血、虛勞、骨蒸。

虎潛丸：見天醫錄方劑。

寅、**一貫煎**：柳丹醫話。見肝腎方劑。

日、養陰疏肝，胸脘脇痛、嘔吐酸水。

二至丸：旱蓮草四錢、女貞子四錢（旱貞）（平肝補腎）

卯、**甘麥大棗湯**；金匱要略。

日、麥草棗。（浮小麥一兩、炙甘草三錢、大棗五枚）

月、養心安神，甘緩和中。臟躁病。見精神恍惚、神經衰弱、悲傷欲哭。

丁、**補陽劑**：

子、**腎氣丸**：即桂附八味丸。金匱要略。

日、六味桂附。（肉桂一錢、炮附子三錢）

月、溫補腎陽。腰酸腳軟、半身以下有冷感、小便不利。

星、小便反多、脈虛弱、痰飲、腳氣、消渴等症。

復痿湯：木牛苓菟，歸芪朮杜熟。（健脾補腎）

右歸飲：見肝腎方劑。（溫補腎陽）

綜述：

甲、四方均有補氣健脾的作用、用治脾胃氣虛所致諸症。其中四君子湯為補氣的主方，適用於脾胃氣虛、運化力弱者；參苓白朮散除補氣健脾外，又長於和胃滲濕，對於脾胃氣虛而兼濕者尤為適用，故多用於脾虛泄瀉、水腫之症；補中益氣湯補氣之中有升舉陽氣之效，適用於中氣不足或氣虛下陷的脫肛、子宮下垂或氣虛外感發熱者；生脈散則補氣而兼養陰生津斂汗，善治暑熱汗出過多及久咳肺虛而見氣津兩傷之症。

乙、三方均有補血的作用，用治血虛心悸、眩暈諸症。其中四物湯為補血的主方，長於補血調經，適用於血虛及營血虛滯的月經不調、崩漏等症；歸脾湯補血之中以養心血為主，並能補氣健脾，善治心脾兩虛所致的心悸、失眠之症，並可用於脾氣虛弱所致的月經不調、崩漏等出血症；復脈湯則著重於益氣通脈，專用於氣虛血少所致的脈結代、心動悸之症。

丙、四方均有滋養肝腎的作用，用治肝腎不足之疾患。其中六味地黃丸為補陰的主方，長於滋補肝腎，兼能益脾陰，適用於肝腎不足，虛火上炎所致的腰膝痿軟、耳鳴盜汗、骨蒸潮熱、遺精等症；大補陰丸的功效，與六味丸相似，但降火之力較強，適用於肝腎不足、陰虛火亢者；一貫煎滋陰之中兼能疏肝，適用於肝腎不足，肝氣不舒所致的胸脘脇痛、嘔吐酸水等症；甘麥大棗湯，則長於養心安神，多用於血虛肝鬱，心神不安的臟躁症。

丁、腎氣丸為補陽法的代表方，有溫補腎陽的作用，適用於腎陽不足所致的腰酸腳軟、小便不利、痰飲、消渴等症。後世補陽諸方，多從此方化裁而成。

牛、祛風劑：

以祛風藥為主，組成的方劑，叫做祛風劑。運用祛風方藥以治療外風症的一種治法，叫做祛風法。

子、**獨活寄生湯：**千金方。另見方劑精訣陰篇。

日、**八珍無朮有桂心；細風獨寄杜艽膝。**（肉桂五分）

月、益肝腎，補氣血，祛風濕、止痺痛，風濕骨痛，腰酸背痛。

蠲痺湯：羌防薑黃薑棗草；赤芍歸耆。

（益氣活血，祛風除濕。腰膝沉重，手足冷痺。）

丑、牽正散：楊氏家藏方。

日、**白附蠶蠍**。（白附子二錢、僵蠶三錢、全蠍錢半水煎或為末。）

月、祛風化痰。治中風口眼喎斜。

止痙散：蜈蚣、全蠍各等分為末。（祛風止痙，手足抽搐，角弓反張。）

寅、玉真散：外科正宗。（見天醫錄方劑）

卯、川芎茶調散：局方。

日、**芎芷薄羌細；荊風菊草殭**。（或去菊花、殭蠶）

月、疏散風邪，清熱止痛。風邪及頭風所致的偏正頭痛，或巔痛鼻塞。

綜述：

本綱方劑均有祛風散邪的作用，用治風邪為患諸症。但具體運用，各有所宜。

其中獨活寄生湯著重祛風濕，止痺痛，並能益肝腎，補氣血，適用於肝腎兩虧，氣血不足的風濕痿痺，腰膝痠痛等症，為治療痺症的常用方；牽正散、玉真散祛風之中並善通絡化痰，前者適用於風痰阻滯經絡所致的口眼喎斜，後者祛風定搐之力較大，專於治療破傷風，牙關緊急、角弓反張之症；川芎茶調散專於祛散上部風邪，適用於風邪上犯頭目所致的頭痛，或頭風頭痛等症。

女、祛濕劑：

以祛濕藥為主，組成的方劑，叫做祛濕劑。運用祛濕方藥以祛除濕邪的一種治法，叫做祛濕法。

甲、芳香化濕劑：

子、藿香正氣散：局方。

日、**藿蘇苓芷草；半腹朴桔陳。**（半夏麯二錢、大腹皮二錢、厚朴二錢）

月、解表和中，理氣化濕。外感風寒，內傷濕滯。

星、夏月感冒，霍亂吐瀉或外受四時不正之氣。

乙、清熱去濕劑：

子、茵陳蒿湯：傷寒論。

日、**茵梔黃。**（茵陳六錢、梔子三錢、大黃三錢）

月、清熱利濕。濕熱黃疸，見周身面目皆黃，黃色鮮明。

梔子柏皮湯：梔柏草。治陽黃兼見發熱，無腹滿便秘者。

茵陳四逆湯：茵草乾附。

有溫化寒濕及退黃的作用。治陰黃，黃色晦暗，形寒肢冷。

丑、**三仁湯：**溫病條辨。見溫熱病方劑。

寅、**甘露消毒丹：**溫熱經緯。見溫熱病方劑。

卯、**宣痺湯：**溫病條辨。

日、**梔翹己半豆；薏杏蠶砂滑**。（防己五錢、紅豆八錢、滑石六錢）

月、清利濕熱，宣通經絡。濕熱痺阻，關節煩疼。

辰、**二妙散：**丹溪心法。

日、**蒼柏**。（蒼朮三錢、黃柏三錢）

月、清熱燥濕。濕熱下注之下肢痠軟無力、筋骨痠痛、腿生濕瘡。

丙、**祛濕利尿劑：**

子、**五苓散：**傷寒論。

日、**朮桂二苓澤**。（白朮、豬苓、茯苓、澤瀉各三錢、桂枝二錢）

月、化氣利水，健脾。利水除濕，腎炎浮腫。

五皮飲：腹骨桑薑苓。（行氣利水滑腫）
豬苓湯：膠滑二苓澤。（阿膠三錢）（滋陰清熱利水）
越婢湯：麻膏薑棗草。（麻黃、石膏）
（風水惡風、一身悉腫。）

丑、八正散：局方。
日、萹瞿草梢滑；黃燈梔車通。（大黃三錢，燈芯、木通三錢）
月、清熱瀉火，利水通淋。膀胱結熱，淋濁痛濇。
萆薢分清飲：萆菖烏智草梢苓。（石菖蒲二錢、烏藥三錢）
（白濁淋濁，凝如膏糊。）
排石湯（驗方）：三金葵滑；牛車硝硼。（雞內金、金錢草、海金砂、冬葵子、牛七）
（泌尿系結石，屬濕熱實症者。）

丁、溫化水濕劑：
子、苓桂朮甘湯：傷寒論。
日、苓桂朮甘。（茯苓四錢、桂枝三錢、白朮二錢、甘草錢半）

月、健脾滲濕，溫化痰飲。心悸、眩暈、氣短、咳嗽。

實脾飲：朮苓果腹附；二木草乾朴。（草果、木香、木瓜）

（溫陽健脾，化濕治腫。身重懶食，肢體浮腫。）

丑、雞鳴散：證治準繩。

日、**薑榔蘇吳桔瓜陳**。（生薑、木瓜）

月、宣散濕邪，下氣降濁。濕性腳氣，足腿麻木腫痛。

綜述：

甲、藿香正氣散為本類的代表方，有解表和中、理氣化濕的作用，多用於外感風寒，內傷濕滯所致的寒熱頭痛、胸膈滿悶、腹痛嘔吐，或腸鳴泄瀉等症。

乙、本類方劑均有清熱利濕的作用，用治濕熱為患之症。其中茵陳蒿湯清濕熱之中長於退黃，為治療濕熱發黃的常用方。三仁湯、甘露消毒丹多用治濕溫初起，邪在氣分之症。但三仁湯以濕重於熱者為好；甘露消毒丹則著重清熱解毒，以濕熱並重為宜，並可用於暑濕、暑溫、黃疸、瀉痢、咽痛等病。宣痺湯、二妙散清熱利濕之中善於宣痺止痛，多用於濕熱痺痛。但宣痺湯清熱利濕，宣痺止痛之力較強；而二妙散則兼有燥濕作用，並治濕熱下注所致的腳氣、瘡瘍、帶下等症。

丙、二方均有利水滲濕的作用，用於水濕內停，小便不利等症。其中五苓散以化氣利水為主，並有健脾消腫的作用，適用於膀胱氣化失常，水濕內停所致的水腫、泄瀉、小便不利、或外感風寒，內停水濕的蓄水症。而八正散以利水通淋為主，並能清熱瀉火，多用於濕熱下注膀胱所致的熱淋澀痛，或石淋、血淋等淋症。

丁、二方均有溫化水濕之功，用治寒濕為患之症。其中苓桂朮甘湯著重溫化痰飲，並可健脾利濕，適用於脾胃陽虛，運化失常，聚濕成飲所致的心悸、眩暈、氣短、喘咳的痰飲病，並可用於陽虛水腫。而雞鳴散以宣散濕邪為主，並能下氣降濁，專用於寒濕腳氣，甚或腳氣沖心之症。總之，二方，一治中部之痰飲上逆，一治下部寒濕之邪，宜區別使用。

虛、祛痰劑：

以祛痰藥為主，組成的方劑，叫做法痰劑。運用祛痰方藥以治療咳嗽痰多，或痰飲氣喘，以及由痰涎引起的癲癇、驚厥、瘰癧等病症的一種治法，叫做祛痰法。

甲、溫化寒痰劑：

子、二陳湯：局方。

日、**陳苓半草薑**。（陳皮錢半、茯苓五錢、法半夏三錢、炙甘草錢半、生薑）

月、燥濕化痰，理氣和中。痰飲噁心，胸膈脹滿。

溫膽湯：二陳茹實。見肝腎方劑。

乙、清化熱痰劑：

子、貝母瓜蔞散：醫學心悟。

日、**橘桔粉蔞貝母苓**。（橘紅八分、桔梗二錢、天花粉三錢、瓜蔞二錢）

月、潤肺化痰。肺燥症，見嗆咳、咯痰不利、喘促。

清氣化痰湯：芩蔞橘紅杏；實膽半薑苓。（枳實、膽星）

（痰熱內結、咳嗽痰黃、胸膈痞滿不舒。）

礞石滾痰丸：礞沉芩黃。（大黃三錢）

（實熱老痰，癲狂驚癇。）

三子養親湯：蘇芥萊。（痰多咳嗽，喘滿氣逆。）

丑、小陷胸湯：傷寒論。

日、**半蔞連：**（法半夏三錢、瓜蔞四錢、黃連二錢）

月、清熱、滌痰，開結，胸痛翳悶、痰黃稠難咯。

寅、消瘰丸：醫學心悟。即三妙散，見天醫錄方劑。

日、**玄貝牡**。（玄參五錢、牡蠣一兩、先煎、貝母四錢）

月、清熱化痰，軟堅散結。瘰癧，痰核症。

丙、止喘平咳劑：

子、止嗽散：醫學心悟。

日、**荊桔菀前百草陳**。（紫菀三錢、白前三錢）

月、止嗽化痰，疏風解表。外感咳嗽，咯痰不爽。

丑、定喘湯：攝生眾妙方。

日、**麻杏蘇桑半；款芩草菓薑**。（蘇子二錢、桑白三錢、款冬花三錢、白果肉十個）

月、宣肺清熱、祛痰定喘。咳嗽痰多，氣促哮喘。

※本方與小青龍湯、蘇子降氣湯均用治哮喘，但本方以內蘊痰熱為主，兼風寒外束，後二方均治寒性哮喘。

綜述：

甲、二陳湯有燥濕化痰、理氣和中的作用，為治濕痰咳嗽的常用方。

乙、三方均有清熱除痰的作用，為治熱痰的方劑。但貝母瓜蔞散清而帶潤：主要用治肺燥有痰之症；小陷胸湯清熱之力大於貝母瓜蔞散而無潤燥之功，並能寬胸散結，多用於熱痰互結胸膈所致的咳痰黃稠、胸脘痞悶之症。消瘰丸以軟堅散結為用，主要用於肝腎陰虧、痰火鬱結所致的痰核、瘰癧等症。

丙、止嗽散與定喘湯均能止咳化痰，兼有宣肺作用。但止嗽散藥性偏溫，主治外感風寒咳嗽不癒之症，為常用之止咳方劑；定喘湯則寒熱之藥並用，既能外解風寒，又能降氣平喘，多用於風寒外來、痰熱內蘊所致的咳嗽氣喘之症。

上述二方，一偏於止咳嗽，一偏於定喘逆。

危、潤燥劑：

以潤燥藥為主，組成的方劑，叫做潤燥劑。運用潤燥方藥以治療外感燥氣的外燥症或臟腑津虧的內燥症的一種治法，叫做潤燥法。

子、桑杏湯：溫病條辨。

日、**桑杏沙貝梔豉梨**。（浙貝母三錢、梔子皮三錢、梨皮三錢）

月、清宣涼潤。外感燥熱，頭痛身熱，聲音嘶啞。

丑、麥門冬湯：金匱要略。

日、**麥棗草，半粳參**。（麥冬五錢、大棗三枚、甘草錢半、半夏二錢、粳米五錢、孩兒參四錢）

月、益胃生津，降逆下氣。肺痿症、痙攣性咳嗽、百日咳。

補肺阿膠湯：膠兜杏茅糯草。養陰清熱補肺、止嗽、止血。

寅、養陰清肺湯：重樓玉鑰。

日、**貝玄麥地；丹芍甘薄**。（川貝三錢、生地八錢、丹皮三錢、甘草一錢）

月、養陰清肺，涼血解毒。白喉初起，鼻乾唇燥。

白喉合劑（驗方）：翹芩麥地玄。

百合固金湯：二地芍歸合；貝玄麥草桔。（百合八錢）

（養陰清熱，潤肺化痰。肺結核，陰虛見咽喉炎者。）

增液湯：玄麥地。（玄參一兩、麥冬八錢、生地八錢）

（滋養陰液，清熱潤腸。熱病耗損津液。）

卯、清燥救肺湯：醫門法律。

日、**胡麻杏草杷；參麥桑膏阿**。（枇杷葉三錢、桑葉三錢、阿膠三錢）

月、清燥潤肺、燥熱傷肺；秋燥乾咳，肺痿喘嘔。

沙參麥冬湯：沙麥玉桑粉扁草。（玉竹四錢、天花粉三錢）

（清養肺胃，生津潤燥。燥傷陰分。）

綜述：

本綱方劑均取甘寒為主，有清熱潤燥的作用。適用於肺燥津傷，而見口乾、咽乾、喉燥、乾咳等症。但桑杏湯辛涼清潤，重於清解燥邪，多用於溫燥初起而見身熱口渴、乾咳無痰之症；清燥救肺湯甘涼清養，重於滋養肺氣和肺陰，多用於燥熱傷肺較重，氣陰兩傷而見氣逆而喘、煩渴、胸滿脇痛等症，其清肺潤燥養陰之力均勝於桑杏湯；養陰清肺湯清養肺陰，並能涼血解毒，長於治咽喉腫痛偏於陰虛者，尤多用於白喉疫毒初起之症。麥門冬湯益胃生津，並能降逆下氣，對胃虛有熱，津液乾枯，虛火上炎所致的肺痿症尤宜。

室、理氣劑：

以理氣藥為主，組成的方劑，叫做理氣劑。運用理氣方藥治療氣分病的一種治法，叫做理氣法。

甲、行氣劑：

子、越鞠丸：丹溪心法。

日、**梔神香附蒼芎**。（炒梔子三錢、神麯三錢、香附三錢、蒼朮三錢、川芎三錢）

月、行氣解鬱。氣、血、痰、火、濕、食等鬱結之痞悶氣滯。

良附丸：**高良薑、香附**。（肝鬱氣滯胃痛）

半夏厚朴湯：**蘇苓朴半薑**。（降逆祛痰。治梅核氣）

丑、平胃散：局方。

日、**薑棗草；陳蒼朴**。（甘草錢半、陳皮錢半、蒼朮四錢、厚朴二錢半）

月、燥濕健脾，行氣導滯。濕痰積滯、阻於脾胃。

星、本方合小柴胡湯，名**柴平湯**；治痰濕夾食滯。

本方合五苓散，名**胃苓湯**；治傷濕食滯致腹脹泄瀉、小便短少。

本方加芒硝，名**脫花煎**；治婦人胎死腹中或胞衣不下。

寅、栝蔞薤白白酒湯：金匱要略。

日、**蔞薤酒**。（全瓜蔞四錢、薤白三錢、白酒即米酒適量）

月、通陽散結，行氣祛痰。治胸痺症，胸背牽引疼痛。

心絞痛方：**蔞薤丹黨鬱；酸遠半楝鼈**。（丹參、黨參、鬱金。）

（冠狀動脈粥樣硬化心臟病的心絞痛）

卯、金鈴子散：聖惠方。

日、**楝索**。（金鈴子——川楝子四錢、延胡索三錢）

月、疏肝泄熱，行氣止痛。胸腹脇肋疼痛、經痛。

五核湯：柑柚荔楝及黃皮。疝氣痛，如腹股溝疝、睪丸炎、副睪丸炎等症。

乙、降氣劑：

子、旋覆代赭湯：傷寒論。

日、**旋代半參薑棗草**。（旋覆花——金沸草三錢、代赭石八錢先煎）

月、降逆化痰，益氣和胃。噯氣吐涎沫，嘔噁、脘痞。

丑、蘇子降氣湯：局方。

日、**草朴橘紅桂；薑前蘇半歸**。（肉桂五分、前胡三錢）

月、降氣平喘，溫化痰濕。咳喘、氣促、胸膈滿悶。

寅、橘皮竹茹湯：金匱要略。

日、**薑棗草；橘茹參**。

月、益胃和胃，降逆止呃。

卯、丁香柿蒂湯：症因脈治。

日、**丁蒂參薑**。

月、溫中散寒，降逆止嘔。：

小半夏湯：半薑（半夏、乾薑各四錢）。（停飲、嘔吐、飲食不下。）

綜述：

甲、本類方劑均有行氣作用，用治氣機鬱滯之症。其中越鞠丸、平胃散均有行氣導滯的作用，用於痰濕鬱滯諸症。越鞠丸以行氣解鬱為主、適用於氣、血、痰、火、食滯等鬱結之症，以及因氣鬱所致的經痛、脇痛；平胃散則著重燥濕健脾，專於治療痰濕積滯，內阻脾胃所致的脘腹脹滿、噁心嘔吐、口淡食少、肢體倦怠之症。

栝蔞薤白白酒湯、金鈴子散均有行氣止痛的作用，用於氣鬱不舒之痛症。栝蔞薤白白酒湯以通陽袪痰散結為主，適用於胸陽不振，痰濁內阻之胸痛，為治胸痺的專用方；金鈴子散並能疏肝泄熱，以治肝氣鬱滯，夾有肝火所致的胸腹肋諸痛，尤以脇肋疼痛為多用。

乙、旋覆代赭湯、蘇子降氣湯均有降逆化痰的作用，適用於痰阻氣逆之症。其中旋覆代赭湯以降胃氣為主，長於止嘔，並能益氣補虛，適用於胃氣虛弱，痰濁內阻，胃氣上逆所致的噯氣、泛噁、胃脘痞悶，或食入即吐之症；蘇子降氣湯則以降肺氣為主，善於平喘，兼能溫化痰濕，溫腎納氣，適用於痰涎壅盛，腎氣不足，上盛下虛之喘咳症。

丁香柿蒂湯、橘皮竹茹湯均有補虛降逆止呃的作用，為治胃虛呃逆的常用方。但丁香柿蒂湯治胃虛呃逆偏於寒者；橘皮竹茹湯治胃虛呃逆偏於熱者。

壁、理血劑：

以理血藥為主，組成的方劑，叫做理血劑。運用理血方藥以調理血分，治療血分疾病的一種治法，叫做理血法。

甲、活血劑：

子、血府逐瘀湯：醫林改錯。

日、**四物柴桃紅；枳桔赤草膝**。（枳殼二錢、赤芍三錢、牛膝二錢）

月、活血祛瘀，行氣止痛。胸中血瘀，胸痛瞀悶、唇黯脈弦。

通竅活血湯：芍芎桃紅；薑棗蔥麝。（赤芍）

（活血通竅，行瘀通經。乾血癆症、紫斑症等。）

丑、桃仁承氣湯：傷寒論。

日、**硝黃草桂桃**。（芒硝二錢沖服，大黃四錢後下，炙甘草二錢、桂枝二錢、桃仁四錢）

月、瀉熱下瘀。熱結膀胱，敗血留經。

下瘀血湯：䗪桃黃。血瘀經閉，惡露不盡。

抵當湯：蛭䗪桃黃。（水蛭、䗪蟲）（傷寒蓄血症；並治癥瘕。）

寅、復元活血湯：醫學發明。

日、**桃紅草黃；粉柴歸甲**。（大黃三錢、天花粉三錢、炮山甲三錢先煎）

月、疏肝通絡，活血祛瘀。跌打損傷，瘀血留積，脇肋疼痛。

卯、失笑散：局方。

日、**靈蒲**。（五靈脂三錢、蒲黃三錢）

月、活血祛瘀，止痛。月經不調、惡露不行。心腹絞痛、血暈。

辰、生化湯：傅青主女科。

日、**薑炭炙草歸芎桃**。（薑炭五分、炙甘草五分、當歸八錢、川芎三錢、桃仁三錢）

月、祛瘀生新。產後惡露不行，少腹瘀痛。

巳、**宮外孕方（經驗方）：丹赤乳沒桃**。（丹參五錢、赤芍三錢、桃仁三錢）

乙、止血劑：

子、黃土湯：金匱要略。

日、**土地朮苓阿草附**。（灶心黃土一兩、生地五錢、阿膠三錢、炙甘草三錢、

炮附子三錢）

月、溫陽健脾，養血止血。脾氣虛寒之下血症。

丑、槐花散：本事方。

日、**槐側枳荊**。（槐花三錢、炒側柏葉三錢、枳殼二錢、炒荊芥穗一錢半炒黑）

月、清腸止血，疏風利氣。腸風下血，血色鮮紅。

十灰散：見天醫錄方劑。

寅、四生丸：婦人良方。

日、**側地艾荷**。（生側柏葉三錢、生地四錢、生艾葉三錢、生蓮葉三錢）

月、涼血止血。陽盛陰虛，血熱妄行之吐衄等。

卯、柏葉湯：金匱要略。

日、**柏艾薑**。（側柏葉四錢、艾葉三錢、炮薑三錢）

月、溫中止血，引血歸經。中氣虛寒所致的吐血、脈虛。

綜述：

甲、前三方均有活血祛瘀的作用，用於瘀血內阻之症。其中血府逐瘀湯以祛胸中血瘀為主，適用於瘀阻胸中所致的胸部疼痛之症；復元活血湯以疏肝通絡為主，適用於跌打損傷，淤血停滯脇下，而見脇肋腫痛之症；桃仁承氣湯則以祛下焦血瘀為主，兼能瀉熱攻下，適用於下焦蓄血，血與熱結，二便閉結之症。

後三方多用於產後瘀血內阻、異位妊娠等症，為婦科常用方。但失笑散、生化湯活血祛瘀之中善於止痛，以治產後惡露不行，少復疼痛之症。而失笑散並能行氣散結，有用治氣滯血瘀所致的胃脘痛者；生化湯則偏於溫經散寒，為治惡露不行，瘀血內阻，少腹疼痛的專用方；宮外孕方祛瘀之力較大，以活血消癥為主，專用於婦女異位妊娠流產或破裂之急腹症。

乙、四方均有止血的作用，用治各種出血症。其中黃土湯、槐花散以治大便下血為主。黃土湯屬於溫陽健脾以止血，適用於脾虛氣寒所致的大便下血；槐花散則為涼血清腸以止血，適用於風熱或濕熱壅遏大腸血分所致的大便下血。四生丸、柏葉湯以止吐血、衄血為主。其中四生丸長於涼血止血，以血熱妄行之吐衄為宜；柏葉湯著重溫經止血，以中氣虛寒之吐衄為好。

奎、宣竅劑：

以宣竅藥為主，組成的方劑，叫做宣竅劑。運用宣竅方藥以宣竅通關，治療竅閉神昏的一種治法，叫做宣竅法。

甲、涼開劑：

子、紫雪丹：局方。

日、石膏、寒水石、磁石、玄參、升麻、甘草、芒硝、硝石、丁香、朱砂、青木香、沉香、麝香、犀角、羚羊角。有成藥（散、丹）。每服五分～一錢。

月、清熱解毒，鎮痙開竅。熱邪內陷，昏狂抽搐。

安宮牛黃丸：牛黃、鬱金、黃連、黃芩、梔子、犀角、麝香、朱砂、珍珠、冰片、雄黃。有成藥，每服一丸。

至寶丹：犀角、玳瑁、朱砂、雄黃、冰片、麝香、牛黃、安息香、琥珀等。有成藥。

※兩方功效主治與紫雪丹略同。但安宮牛黃丸最涼，解毒豁痰之力較勝；紫雪丹涼性次之，而鎮痙之力較強；至寶丹涼性、鎮痙之力均較紫雪丹為次，但開竅之力較優。

清心牛黃丸：牛黃硃草連星歸。（膽星）有成藥。

（清熱解毒，鎮痙除痰。濕溫病神昏譫語、痰多壅盛。）

乙、溫開劑：

子、蘇合香丸：局方。

日、蘇合香、青木香、白檀香、安息香、丁香、乳香、沉香、麝香、香附、蓽拔、訶子、白朮、朱砂、犀角、冰片。有成藥。

月、溫通開竅，解鬱。中風猝昏、時疫霍亂、感觸穢惡之氣等。

通關散：皂細。（皂角、細辛為末）。吹少許入鼻取嚏。

（用作急救催醒藥、用於中風、痰厥。）

綜述：

紫雪丹、蘇合香丸均屬辛香開竅之劑，適用於邪氣內閉的實症。但紫雪丹性偏寒涼，為涼開的常用方，有清熱解毒，鎮痙開竅的作用，主要用於溫邪熱毒內陷心包所致的高熱、昏迷、譫語、抽搐等屬於熱閉之證；蘇合香丸藥性偏溫，為溫開的代表方，有解鬱開竅的作用，主要用於寒邪或痰濁閉塞氣機所致的昏迷、痰壅或腹痛吐利等屬於寒閉之症。

婁、鎮潛劑：

以鎮潛藥物為主，組成的方劑，叫做鎮潛劑。運用具有鎮靜潛降作用的方藥以治療心神不寧或肝陽上亢、肝風內動等症的一種治法，稱鎮潛法。

甲、鎮靜安神劑：

子、朱砂安神丸：蘭室秘藏。

日、硃地草連歸。（硃砂五分沖服，生地二錢、炙甘草一錢、當歸一錢半）

月、鎮心安神，養血清熱。心神不安、怔忡失眠。

丑、天王補心丹：即補心丸。攝生秘剖。

日、三參桔苓地遠；二仁二冬味歸。（人、玄、丹參、酸棗仁、柏子仁。）

月、滋陰清熱，養心安神。心虛血少之不眠、怔忡、多夢等。

寅、酸棗仁湯：金匱要略。

日、芎酸知草苓。（川芎一錢半、酸棗仁五錢、知母二錢、炙甘草二錢、茯苓五錢）

月、養血安神，清熱除煩。虛勞煩悸，心神恍惚。

乙、平肝熄風劑：

子、羚角鈎藤湯：通俗傷寒論。

日、見肝腎方劑。平肝熄風，清熱鎮痙。

鎮肝熄風湯：天冬龍牡麥芽芍；蒿蓢玄代楝懷膝。（懷牛膝）

（陰虛陽亢、虛風內動之眩暈、耳鳴煩熱等。）

天痲鈎藤湯：天鈎益母苓芩寄；石決川膝杜夜梔。（夜交藤）

（平肝熄風，滋陰清熱。肝風上擾諸症。）

綜述：

甲、三方均為鎮靜安神的代表方，有養血、寧心、安神的作用，用於心神不安、心悸、失眠、夢多等症。其中朱砂安神丸長於清心火，鎮心神，適用於心火亢盛，灼傷心血所致的心悸、失眠；補心丸著重滋養心陰、適用於陰虧血少所致的心悸、失眠、健忘等症；酸棗仁湯則以養肝血，除煩熱為主，適用於肝血不足，陽氣偏勝所致的虛煩不眠。

乙、羚角鈎藤湯是本類方劑的代表。有平肝熄風，清熱鎮痙的作用，用於肝經熱盛，高熱抽搐之症。本方重用涼肝熄風鎮痙之品，故清熱鎮痙之力較其他類方為強。

胃：收澀劑：

以收澀藥為主，組成的方劑，叫做收澀劑。運用收澀方藥以治療氣血精津耗散滑脫之症的一種治法，叫做收澀法。《內經》所謂「散者收之」「澀可固脫」者。

甲、**澀精止遺劑：**

子、**金鎖固精丸：**簡稱固精丸。醫方集解。

日、**龍牡芡鬚蓮肉藜**。（煆龍牡各五錢、芡實五錢、蓮鬚三錢、關沙苑五錢）

月、補腎澀精。滑精、夢遺、耳鳴、腰痠。

縮泉丸：烏智。（烏藥、益智仁各等分加淮山粉。）

（腎虛不攝、小便失禁。）

桑螵蛸散：龍歸參遠；菖龜螵茯。（生龍骨六錢、茯神三錢）（飄浮）

乙、**斂汗固表劑**：局方。

子、**牡蠣散**：局方。

日、**牡芪根浮**。（煅牡蠣八錢先煎，黃芪四錢、麻黃根三錢、浮小麥八錢）

月、固表斂汗。體虛自汗，日久不止，夜臥尤甚。

丑、**玉屏風散**：世醫得效方。

日、**風芪朮**：（防風二錢、黃芪六錢、白朮四錢）

月、益氣固表止汗。表虛自汗及體虛易於傷風者。

寅、**當歸六黃湯**：蘭室秘藏。

日、**歸芪芩柏連二地**。（當歸三錢、黃芪五錢、黃芩三錢、黃柏二錢、黃連一錢、二地各五錢）

月、滋陰清熱，固表止汗。陰虛有火，盜汗、面赤、脈細。

丙、澀腸固脫劑：

子、真人養臟湯：簡稱養臟湯。局方。

日、**芍歸黨朮草：**，訶蔻桂香罌。（煨肉豆蔻二錢、肉桂八分、木香一錢半、罌粟殼三錢）

月、溫補脾腎，澀腸固脫。下痢、泄瀉、脫肛、脈細等。

桃花湯：見天醫錄方劑。

訶子散：御米訶薑紅。（御米殼、煨訶子、炮薑、橘紅）

（澀腸。泄瀉不止，脫肛。）

綜述：

甲、固精丸為澀精止遺的代表方。功效以補腎固精為主，適用於腎虛的遺精滑泄，並治盜汗、耳鳴等症。

乙、三方均有固表斂汗的作用，用於汗多之症。其中牡蠣散斂汗之力較強，適用於衛氣不固，心陽不潛所致的自汗不止以及心悸易驚之症；玉屏風散則益氣健脾之力較大，並略有疏風解表之效，適用於表虛自汗而微夾風邪及體虛易感風邪者；當歸六黃湯止汗之中以滋陰清熱為主，故適用於陰虛火旺所致的發熱、盜汗、心煩、面赤等症。

丙、養臟湯澀腸固脫，溫補脾腎，適用於脾腎虛寒，瀉痢日久不止，甚至脫肛之症。

昴、驅蟲劑：

以驅蟲藥物為主，組成的方劑，叫做驅蟲劑。運用驅蟲方藥以袪除腸道寄生蟲的一種治法，叫做驅蟲法。

子、烏梅丸：傷寒論。安蛔止痛。見肝腎方劑。

肥兒丸：四君薈二連；神使麥芽楂。（蘆薈、胡黃連）

（殺蟲健胃，脾虛疳積。）

丑、膽蛔湯（**經驗方**）：**榧肉檳梅使楝根。**（榧子肉五錢、苦楝根皮五錢）

（驅蟲止痛。腸道蛔蟲、膽道蛔蟲、及腸梗阻）

化蟲丸：鶴虱苦楝使；胡粉蕪檳礬。（使君子、枯礬）

（因腸寄生蟲引起之腹痛、陣作。）

綜述：

上二方均有驅蟲的作用，適用於腸寄生蟲為患諸症。但具體運用，各有所宜，其中烏梅丸以安蛔止痛為主，適用於蛔厥症屬寒熱錯雜而正氣虛者，其安蛔止痛之力較強，並可用於寒熱錯雜之久痢；膽蛔湯為經驗方，以驅蛔止痛為主，適用於腸道蛔蟲、膽道蛔蟲、蛔蟲腹痛及蛔蟲性腸梗阻之症。

畢、外用劑：

以外用藥物為主，組成的方劑，叫做外用劑。運用外用方藥來治療皮膚病、瘡瘍腫毒或跌打損傷等症的一種治法，稱外用法。

外用劑只宜外用，不宜內服。但治療外科癰疽腫毒，皮膚疥癬，或跌打損傷等症，有時需配合內服方藥、內外並治，以提高療效。故在應用時，可根據症候的寒熱虛實而選用治癰瘡的有關內服方劑。

甲、外用治瘡劑：

子、雙柏散：驗方。

日、**二柏荷蘭黃**。（黃柏、側柏葉、薄荷、澤蘭、大黃）

月、祛瘀止痛，清熱疏風。治跌打骨折、扭挫傷、疼痛等。

星、共研末，開水、蜜調敷，或煎湯外洗。

清風散：胡麻荊風歸草地；知蟬膏苦蒼蒡通。（苦參）

（風疹、濕疹、皮炎）（可水煎外洗或內服）

丑、生肌玉紅膏：醫宗金鑑。

日、當歸二兩、白芷五錢、紫草二錢、輕粉四錢、血竭四錢、白蠟二兩、甘草一兩二、麻油一斤。（外擦用）

月、生肌斂口。癰疽瘡腫，已潰流或傷口輕久不收者。

金黃散：三黃平胃；星芷粉甘。（大黃、黃柏、薑黃）

（用酒、水、油、蜜等調敷局部。用治一切陽症瘡瘍。）

乙、內服治瘡劑：

子、消瘡飲：即仙方或真人活命飲。婦人良方。

日、**芍銀粉貝穿刺；乳沒風陳草歸。**（赤芍、銀花、花粉、山甲、皂刺）

月、瘡瘍初起，紅腫熱痛。亦治胃癌。見天醫錄方劑。

丑、五味消毒飲：醫宗金鑑。

日、**銀菊蒲丁葵。**（野菊花五錢、蒲公英五錢、紫花地丁五錢、青天葵三錢）

月、清熱解毒，消散瘡瘍。

六神丸：冰麝雄牛珍蟾。（雄黃、牛黃、蟾酥）

（咽腫、腺炎、癰疽、疔瘡及一切無名腫毒。）

紫金錠（玉樞丹）：朱麝戟雄倍茹隨。（大戟、五倍子、山茨菇、續隨子肉）

（解毒治腫；辟穢開竅。外用腫瘡、蛇蟲咬傷；內服瘟疫時邪，嘔惡神昏等。）

寅、**透膿散**：外科正宗。

日、**穿刺歸芎芪**。（穿山甲二錢、炒皂角刺二錢、當歸三錢、川芎二錢、黃芪四錢）

月、托毒排膿。氣血虛弱致瘡瘍不能化毒成膿。

排膿散：芍實桔。（芍藥、枳實、桔梗）（疼痛性、化膿性疾患）

卯、**陽和湯**：外科全生集。

日、**麻桂芥地；炮薑鹿草**。（麻黃一錢、肉桂一錢、熟地一兩、鹿角膠三錢）

月、溫陽消疽，散寒通滯。

星、陰疽，貼骨疽，流注，鶴膝風，寒性膿瘍等。

辰、**四妙勇安湯**：驗方新編。

日、**玄銀歸草**。（玄參、銀花、當歸各一兩、甘草三錢）

月、清熱解毒，活血止痛。脫疽，患局部紅腫、熱痛、脈數。

巳、**葦莖湯**：千金方。

日、**葦薏冬桃**。（葦莖二兩、薏苡仁一兩、冬瓜仁八錢、桃仁三錢）

月、清熱化痰、祛瘀排膿。治肺癰要藥。

午、大黃牡丹皮湯：金匱要略。

日、**冬桃丹硝黃**。（冬瓜仁五錢、桃仁三錢、牡丹皮三錢、芒硝三錢後下，大黃三錢後下）

月、瀉熱通便，散瘀消腫。

星、腸癰初起。近用治腹膜炎、闌尾炎、卵巢炎等。

綜述：

甲、二方均為外用方劑，其中雙柏散祛瘀止痛，清熱疏風，多用於跌打骨折，或瘀熱鬱結所致的胸脇諸痛；生肌玉紅膏則為瘡癰、創傷的外敷劑，專於生肌斂口，用治癰瘡腫毒，已潰流膿或傷口經久不收者。

乙、消瘡飲、五味消毒飲均以清熱解毒，消散瘡瘍為主，用於陽症瘡瘍初起，局部紅腫熱痛之症。但消瘡飲消腫散結，活血止痛之力較強，故對陽症瘡癰，膿未成或膿成而未潰者，都廣為適用；五味消毒飲則以清熱解毒見長，且其清熱解毒之力勝於消瘡飲，為治疔毒的常用方。

透膿散、陽和湯均有補血作用，適用於虛弱患者。但透膿散以補氣托毒為主，兼能排膿消腫，適用於氣血虛弱而致瘡癰不能化毒成膿，或雖成膿而不易穿潰的患者；陽和湯則以溫陽散寒為主，適用於氣血虛寒，局部皮膚漫腫無頭、皮色不變、不熱不痛的陰症。以上兩方，一為陽癰、毒盛正虛而設，一為陰疽、氣血虛寒而立。

大黃牡丹皮湯、葦莖湯均有清熱排膿、活血祛瘀的作用，並為治內癰的常用方，但葦莖湯以清肺化痰排膿見長，多用於治療肺癰及痰熱咳嗽之症；大黃牡丹皮湯則以瀉熱通便、活血散瘀為勝，為治療濕熱腸癰的常用方。

四妙勇安湯有清熱解毒作用，兼能活血止痛，專用於熱毒偏盛，氣血凝滯所致的脫疽症。

酱、麻醉劑：

以麻醉藥物為主，組成的方劑，叫做麻醉劑。唯麻醉劑大多以單行不配伍為用，故已見於藥物提示麻醉藥綱中，不再重述。遠在三國時代的名醫華佗，即有用麻沸散（麻醉方藥）為病人施行外科手術的記載。

參考書目舉要

角、道德經：老子。
亢、神農本草經：自由。
氐、本草綱目：李時珍。
房、本草問答：唐容川。
心、中藥炮製法：啟業。
尾、內經知要淺解：啟業。
箕、內經講義：文光。
斗、醫經精義：唐容川。
牛、中醫入門捷徑：秦伯未。
女、中醫學入門：啟業。
虛、新編中醫學概要：啟業。
危、中國醫學演進：希代。
室、傷寒論釋義：啟業。

壁、金匱要略釋義：啟業。
奎、最新實用溫病學：昭人。
婁、中醫的科學總整理：新陸。
胃、中醫脈學講義：任應秋。
昴、脈經：王叔和。
畢、中醫診治新探：啟業。
觜、針灸學：啟業。
參、針刺麻醉：文光。
井、中國方藥學：啟業。
鬼、博濟仙方：慎修堂。
柳、天醫錄：靈善堂。
星、中醫名詞術語大辭典：啟業。
張、中國醫學大辭典：謝觀。
翼、中醫脈學三指禪：周學霆。
軫、俠義英雄傳：平江不肖生。

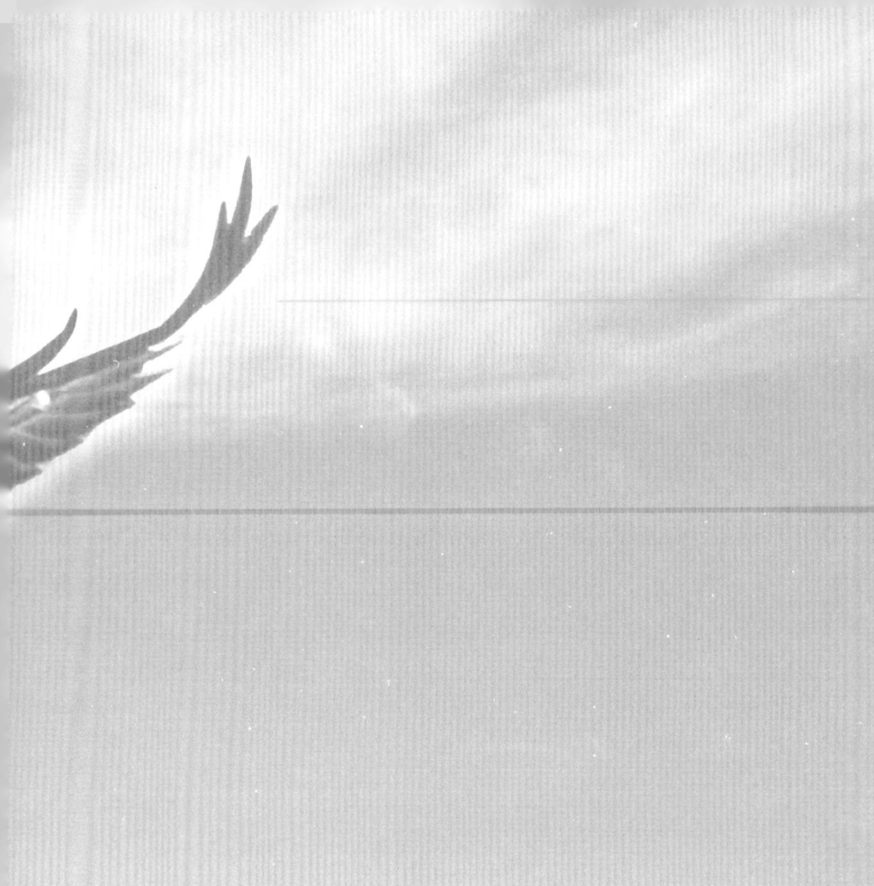

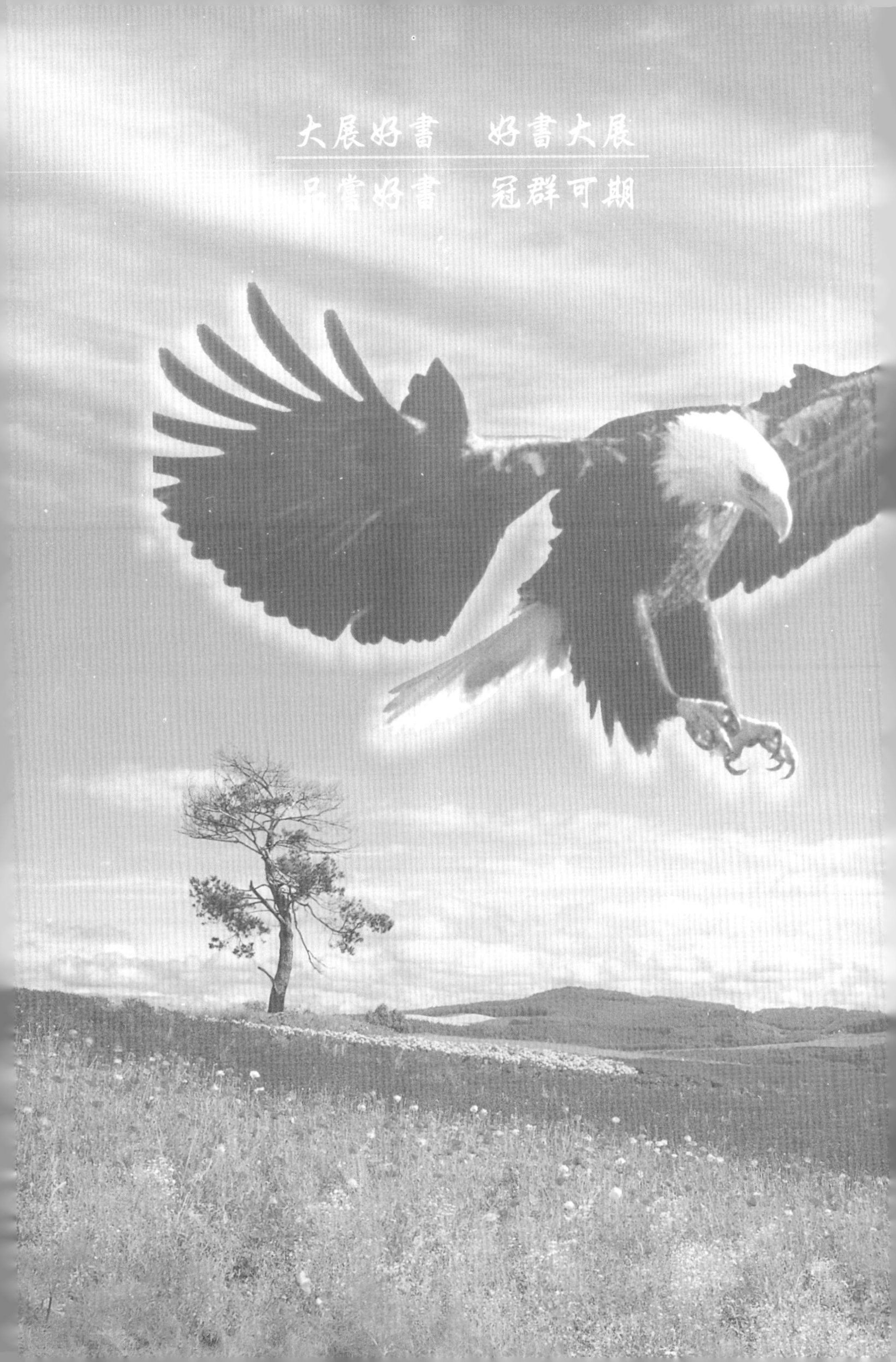

大展好書　好書大展
品嘗好書　冠群可期